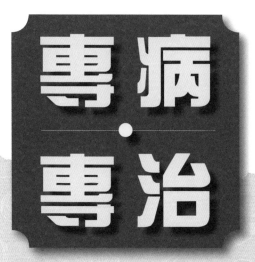

專病・專治

【中醫的辨證論治經驗談】

香港大學專業進修學院中醫臨床中心及中藥房 編著

U0060959

萬里機構

序一

　　香港大學專業進修學院於 1998 年成立中醫臨床中心及中藥房。多年來，本着弘揚「專病專治，大醫精誠」的中醫傳統及精神，同時配合社會對中醫服務的需求，為市民大眾提供了優良的專業中醫診治服務，當中包括全科診症、針灸專科、綜合治療及足底反射治療等。我們的中醫藥團隊由多位具專業水平、資歷深厚，並擁有豐富臨床經驗的中醫專家、教授及中醫師組成，各位成員均獲香港中醫藥管理委員會認可。

　　臨床中心及中藥房與學院內的中醫學課程組合作無間，攜手傳承中醫文化，致力普及中醫藥養生保健知識，以及廣泛推廣身心健康理念；同時堅持開辦具高學術質素之課程，用以提升香港中醫師專業素質，推動中西醫學協作，培養中醫藥人才，為香港的中醫業及大眾的健康發揮了積極的作用。

　　近年來，臨床中心及中藥房的多位醫師利用閒餘，撰寫文章並在報刊發表，深入淺出地與讀者分享中醫學上的臨床經驗及心得。當中

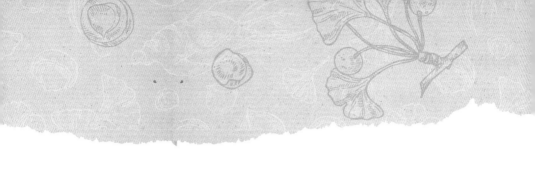

精選出 40 篇文章結集成書出版，定必能夠為
各界好友闡釋中醫學、養生保健、延緩衰老及
防治疾病等方面的知識。

　　謹此祝願各位讀者身體健康。

李經文教授

香港大學專業進修學院院長

2022 年 7 月 25 日

醫者三心兩意

醫者有「三心」，更有「兩意」。

一心是「同理心」，倘若你有一個唾手可得的願望，你會選取或名或利或權力？在這詭譎多變的世代，我會珍惜自己的生命，會選取「健康」。醫者同有血肉之軀，特別在疫症肆虐的大環境中，明白到自身的需要，也是眾人的需要，正是「新冠肺炎」及本書的源起。

二心是「仁心」，仁者愛人，超越時間空間的關懷。時間者，春分感冒、夏季流鼻血、秋天保健、冬季養生，全年愛護。空間者，不獨適合東方人，西方人也適用。假如旅居他鄉，本書更加是「看門口」的必備良伴。

三心是「父母心」，父母愛子女的心無微不至。不論是小兒積滯、青年記憶力、老年腦退化；男人之痛、女人產後食療，一應俱全。涵蓋脾、胃、足、鼻、腦、口、膚、腰、頭、頸、腸、肺……體大思精，本書應有盡有。

一意是「言簡意賅」，雖云「辨證論治經驗」，但行文淺白，圖文並茂，有條不紊，絕非學院派孤芳自賞。每篇約千餘字，適合不同年齡層閱讀，也切合香港人快速文化需要。

　　二意是「意想不到」，本書醫術分享，不獨是集十數名醫的多年心得，更是傳承中國六千年文化的小寶庫。「道通天地有形外，思入風雲變態中」，中醫之道博大精深，逆轉健康乾坤，彈指變化，只在開卷有益，給讀者意想不到的收穫。

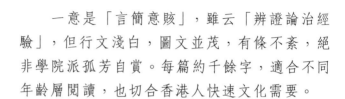

陳阮德徽博士

香港大學專業進修學院常務副院長

2022 年夏於香港

專病專治——中醫的辨證論治經驗談

序三

　　近年來，因為工作的關係，我與中醫臨床中心及中藥房經常緊密聯繫。在我的印象中，中醫臨床中心首先吸引我眼睛的是中藥房百子櫃上方懸掛的大牌匾，上面寫着「大醫精誠」四個大字。據了解，此四字是唐代名醫孫思邈提出，其意主要是提示各位醫者：

1. 精 —— 要有精湛的醫術；
2. 誠 —— 要有高尚的品德修養。

　　我贊成正能量的「三心兩意」，也就是：愛心、細心、耐心；誠意和專意。僅是醫術高明，而對病人沒愛心、診治粗心大意、沒耐心、沒誠意、不夠專心專意，診療效果也很容易出偏差，以及不理想；當然，不去盡力掌握精湛的醫術，也不能表現出醫者的誠意。

　　在接觸中醫師及有關中醫問題時，我感覺中醫的理論的確博大精深，如果想深入了解中醫的精髓部分，除了多看中醫書籍外，還需要一些經驗豐富、且願意說出寶貴心得的中醫專家多加指點，才能達到事半功倍的效果。此書

就是香港大學專業進修學院中醫臨床中心及中藥房各位醫師，將自己多年臨床經驗分享給大家，希望能為大家了解中醫及提供養生防治參考。我特向大家推薦此書。

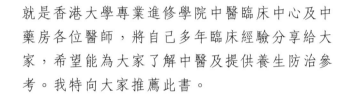

盧兆興教授

香港大學專業進修學院常務副院長

2022 年 7 月

中醫藥文化是中華文明的瑰寶，中醫理論包含了許多中華文化的哲學、倫理等觀念。在悠久的歷史旅程上，這些觀念隨着時代變遷、文明進化、醫者們不斷的研究考證下大力發展。近 10 年來，香港的中醫藥發展迅速，有賴醫者們在臨床實戰經驗上帶來的成果，讓香港市民認識到中醫藥的良好效果，對中醫藥防治疾病的信心及需求日益增加。尤其在疫症肆虐期間，人們明白到「未病先防」的重要性。因此，香港大學專業進修學院中醫臨床中心及中藥房的中醫師們向讀者分享多年的行醫心得，淺談中醫辯證論治經驗，深入淺出，讓讀者能夠輕鬆掌握中醫的防治理念。

中醫臨床中心及中藥房自 1998 年成立以來，一直積極培育中醫藥人才及推廣中醫藥文化。我們的中醫師團隊由多位資深的中醫臨床專家、教授、博士主理，大力推崇「專病專治，大醫精誠」的中醫理念及傳統。臨床方面，因應不同患者的身體狀況，對症下藥，作出全面及合適的治療。中醫師把累積多年的臨床經驗及心得撰寫文章刊登於不同的雜誌

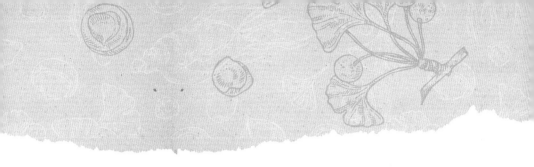

及報刊，此書是輯錄了部分精要內容，給讀者參考。

本書精選了 40 篇文章，集結了中醫師們多年的經驗及心得，結集成書。從不同的角度、觀念及經驗，淺談中醫的專病專治理念及辨證論治等思想，給讀者認識到中醫治未病的思想，豐富疾病防治的知識，為健康管理打好基礎。

張少能博士

香港大學專業進修學院
生命科學及科技學院總監
2022 年 7 月 26 日

序五

　　中醫藥的生命力在於具有臨床效果。近10多年來，香港市民看到了中醫藥的良好效果，因此對中醫藥防治疾病方面的重視程度逐步加強，為了配合廣大市民對中醫藥的需求，香港大學專業進修學院中醫臨床中心及中藥房的醫師們抽出平日自己的寶貴時間，撰寫文章並發表在不同的雜誌及報刊中，此書的文章就是近年來已經發表並專門提出的精要內容，以供各位讀者參考。

　　雖然越來越多人對中醫藥重視，但許多人的認識是片面的。如 A 病人看中醫後，其多年的難醫之症很快獲得治癒，A 病人會介紹此處方給所有相類似病症的朋友，認為自己的病症很快得到治癒，其他人也一定有這樣的效果，而不知每個人的體質、年齡、生活習慣、所處環境等不同，用藥後的效果也不同。

　　還有些病人認為藥是萬能的，只會關注如何煲藥、甚麼時間服藥，對於醫師提出的戒口、生活注意事項、如何進行自我練習呼吸、如何保持情緒平穩等僅是一隻耳進一隻耳出，

除了注重服用中藥外，其他養生保健的內容毫不重視，最後發現服藥後病情仍難康復或療效不理想，以上事例是沒有很好地理解中醫的整體觀念及辨證論治思想的結果。

本書的內容是各醫師從不同的角度，表達中醫的整體觀念、專病專治、辨證論治等思想，讓讀者們能更準確地理解中醫的防治思路。

張群湘博士

香港大學專業進修學院中醫臨床中心及中藥房
主任暨中醫副教授
2022 年 7 月

香港大學專業進修學院中醫臨床中心及中藥房

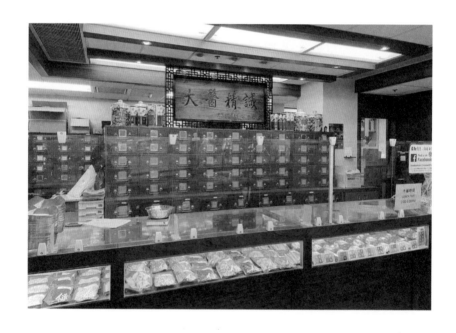

　　香港大學專業進修學院中醫臨床中心及中藥房於1998年成立,當時為香港大學發展中醫藥在臨床治療與教學研究的重要項目。屹立於金鐘海富中心20多年,見證着社會和時代變遷,不變的是始終本着「專病專治,大醫精誠」的中醫精神服務大眾。

　　臨床中心為每位醫師提供獨立診症室,除有全科診症服務外,各醫館備有儀器及設備,配合針灸專科、綜合治療及足底反射治療。此

外，臨床中心為 HKU SPACE 的學員提供了優良的實習基地。同學可以在這裏觀摩及學習醫師診症的過程，學習中醫思維與臨床技能。

嚴選「道地中藥材」

市民在接受中醫診症服務後，醫師處方之藥材亦是影響其療效的重要因素。同一款藥材，質量與產地的偏差或會導致病人在服用藥物後未能達致最佳診療效果。學院設有一套非常嚴謹的採購中藥材程序，嚴格挑選已領取衛生署中藥材批發商牌照的供應商；同時，中藥房已領有衛生署頒發的中藥材零售商牌照，所有配劑員亦必須為經驗豐富的專業人員，以確保採購的中藥材優質正品。

嚴選「道地中藥材」，採用特定地理和氣候環境下自然生長的高質素中藥，以下為熱門的道地藥材：

杞子：原產地為寧夏，特點是身較尖、較長，籽較小，味清甜。

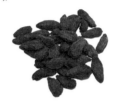

黨參：原產地為甘肅文縣，特點是獅子盤頭，菊花心，氣香味甘。

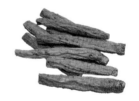

百合：原產地為湖南，特點是兩頭尖，正面看似龍的牙齒（龍牙），顏色淡黃而未經硫磺漂白。

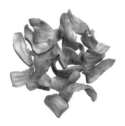

專病專治——中醫的辨證論治經驗談

13

市民近年對於採用中藥保健養生的接受度大大提升，因此中藥房特設多種中藥材零售，讓大眾能在家中做到「未病先防」，將傳統中藥材結合於日常飲食當中。中藥房設有單種藥材零售，亦有 10 多款湯包及花茶可供選購，配合不同季節、體質及調理需要。每款湯包由臨床中心資深中醫教授精心挑選及組合。產品因應社會需求不時增加，如過去香港受疫情影響，大眾希望日常能透過中藥做到固本培元，臨床中心及中藥房推出自家抗疫系列，包括 4 款防病毒湯水、茶包及防疫香囊。

香港人生活節奏急速，中藥房引入代客煎藥和配送服務，求診人於診症後可選擇安坐家中或辦公室，由專人把已煎好的中藥送到手上，從而能夠快捷、安全、衞生地服用傳統煎煮中藥。

另外，醫師亦會按求診人需求提供顆粒沖劑處方，服用上更簡便快捷。

聯絡資料：

HKU SPACE 中醫臨床中心及中藥房

金鐘海富中心 2 樓 50-53 室（港鐵金鐘站 A 出口）

電話：3761 1188

網址：hkuspace.hku.hk/chinese-medicine-clinics

生命科學及科技學院 中醫科目組別

香港大學專業進修學院生命科學及科技學院中醫科目組別，自 1991 年開辦高質素的中醫醫藥課程，迄今已超過 30 年經驗。

多年來持續為香港社會提供不同資歷架構級別和專業範疇的中醫藥教育，設多種層面的課程，有專業課程為在職醫護人員（包括中醫或西醫、輔助醫療人士等）提供進修的機會，亦有各類

型文憑、證書及短期課程，供有興趣人士選讀，從專業到普及，適合不同需求的人士報讀。

我們的課程堅持學術質素保證，並強調理論與實踐相結合，多年來積累了豐富的經驗並得到社會的認同。其中的中醫學、中藥學、針灸學、推拿學及中醫養生保健康復學，為大眾提供中醫學、中醫營養、美容、針灸推拿保健、中藥配劑等方面的學習機會。同時，我們近10年來更致力推廣中醫專科深造教育和西方醫護人員中醫學普及教育，既為中醫師提供中西醫學疼痛、腫瘤、婦科、針灸、推拿等專科深造課程，亦為香港醫院管理局醫護人員提供中醫知識普及，為物理治療師提供針灸培訓等，中醫科目組別更設有英語中醫針灸課程，並在國際教育平台「FutureLearn」推出英語課程供不同國家和地區的人士學習。

傳承中醫文化，普及中醫藥養生保健知識，推廣身心健康理念；

提升香港中醫師專業質素，推動中西醫學協作，培養中醫藥人才。

這是香港大學專業進修學院生命科學及科技學院中醫科目組別，在30年來始終不變的願景和努力方向。我們堅信知識改變命運，終生學習是一種生活方式。通過提供多元化教學，令學員以知識裝備自己，開創美好未來，為香港社會作出貢獻，將我國傳統醫學發揚光大。

課程推介

針灸學理論證書
Certificate in the Foundations of Acupuncture

針灸學是以中醫理論為指導，研究經絡、腧穴及刺灸方法，探討運用針灸防治疾病規律的一門學科。它是中醫學的重要組成部分，主要內容包括經絡、腧穴、刺法灸法及針灸治療學等。本課程旨在為有志學習針灸這門傳統學科的人士，提供一個系統的學習機會，通過講授基礎的中醫及針灸學理論知識，為學員繼續深入學習其他中醫專業課程，建立穩固的基礎。

整個課程共分三個階段，分別為「針灸學理論證書」、「針灸學文憑」及「針灸學高等文憑」。「針灸學理論證書」課程為「針灸學高等文憑」之第一階段。

詳情可瀏覽：https://hkuspace.hku.hk/cht/prog/cert-in-the-fdns-of-acupuncture

推拿學證書 Certificate in Tui-Na

中醫推拿學是傳統醫學的主要組成部分，屬於外治法之一。醫者運用各種手法用於人體的穴位與部位，遵循中醫基礎理論、經絡學說、臟腑學說進行辨證施治，從而達到治病防病之目的。本課程旨在提供規範化的推拿學教育，教學著重理論與實踐的相互配合，使學員具備一定的中醫理論基礎，並能熟練操作推拿的常用手法。

整個課程共分三個階段，分別為「推拿學證書」、「推拿學文憑」及「推拿學高等文憑」。「推拿學證書」課程為「推拿學高等文憑」之第一階段。

詳情可瀏覽：https://hkuspace.hku.hk/cht/prog/cert-in-tui-na

中醫學高等文憑
Advanced Diploma in the Foundations of Chinese Medicine

本課程通過三年的學習，講解中醫基礎理論和中藥運用的知識，分析中藥內服外用及針灸推拿等療法的應用，旨在令學員系統性掌握中醫理論及臨床應用的正確知識，應用於個人保健，以及將知識應用於相關工作中。

詳情可瀏覽：https://hkuspace.hku.hk/cht/prog/adv-dip-in-the-fdns-of-chinese-medicine

實用中醫學高等文憑（中醫美容學）
Advanced Diploma in Practical Chinese Medicine (Chinese Medicine Beauty Studies)

本課程為對中醫美容學有興趣的人士及從事與中醫美容相關行業的專業人士而設，是一門實用的中醫美容進階課程。通過學習，學員能夠掌握中醫基礎理論和認識中醫藥美容與針灸推拿美容等專業知識和基本技能，並能實踐美容保健，以中醫美容方法調理常見的礙容性疾病。

詳情可瀏覽：https://hkuspace.hku.hk/cht/prog/adv-dip-in-practical-chinese-medicine-chinese-medicine-beauty-studies

實用中醫學高等文憑（中醫營養學）
Advanced Diploma in Practical Chinese Medicine (Chinese Medicine Nutritional Studies)

本課程為對中醫營養學有興趣的人士及從事與中醫營養相關行業的專業人士而設，是一門實用的中醫營養進階課程。通過學習，學員能夠掌握中醫基礎理論和認識中醫藥膳及保健品的製作和配製技巧，並能根據體質進行自我保健，以藥膳、食療調理常見的慢性病及都市病。

詳情可瀏覽：https://hkuspace.hku.hk/cht/prog/adv-dip-in-practical-chinese-medicine-chinese-medicine-nutritional-studies

目錄

序一
李經文教授
(香港大學專業進修學院院長) 2

序二
陳阮德徽博士
(香港大學專業進修學院常務副院長) 4

序三
盧兆興教授
(香港大學專業進修學院常務副院長) 6

序四
張少能博士
(香港大學專業進修學院生命科學及科技學院總監) 8

序五
張群湘博士
(香港大學專業進修學院中醫臨床中心及中藥房主任暨中醫副教授) 10

香港大學專業進修學院中醫臨床中心及中藥房 12

第一章　小兒調治

小兒保健篇 22
如何用食療調治小兒便秘？ 25
兒童健康，首重脾胃 28
小兒積滯 31
小兒流口水的中醫調治 34
解決孩子尿床問題 36
小兒夏季流鼻血的食療調治 39
足部反射治療幫助孩子增高 42
青少年如何增強記憶力？ 45

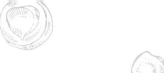
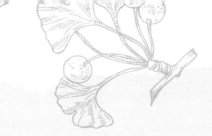

第二章　內科調治

春分感冒 48

呼吸練習、穴位按摩，改善睡眠質素 50

抒情志、按募穴，解腹痛及腸易激綜合症 53

痛風成因與中醫調治 56

中醫治療汗證 58

第三章　皮膚改善

肝氣鬱結招「蛇串瘡」 62

暗瘡的困擾 64

第四章　穴位及痛症

淺談「阿是穴」 68

淺談「肩周炎」 71

腰痛病的保健及預防 74

辦公室人士的「痛」——頭痛原因詳解 77

都市病之「瞓捩頸」 80

腰腿酸痛及臀部痛 82

知「足」常樂，不用依靠藥物的「赤腳醫生」——

足部反射治療 85

第五章　延緩衰老

前列腺肥大 88

腦退化症的中醫辨證調治方法 91

第六章　健康管理

OT 疲倦心煩躁，按穴位、藥膳食療幫到你.......100

脱髮的中醫治療...102

壓力大血壓高，小動作、按穴位有幫助.....104

春季養肝是最佳季節.................................107

夏季養生解暑養陽.....................................110

秋季預防保健的湯水及注意事項.............112

冬季養生謹防冬燥.....................................114

第七章　婦女綜合

職業女性如何保護陽氣少而發病？.........118

中醫論治子宮內膜異位症.........................120

帶下病...123

談產後中醫食療...126

第八章　腫瘤調治

大腸癌的中醫藥辨證治療及調養.............130

從「風」論治癌症的臨床應用探研.........137

第九章　新冠調治

中醫藥應對新冠肺炎的思考與調治方案.............144

小動作，大幫忙——談疫情下如何進行運動及自我
按摩按穴調治法...154

* 書中的處方及資訊只供參考，不同人士體質各有差異，在進行
個人調理前，請先向註冊中醫師諮詢具體情況。

第一章　小兒調治

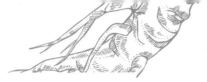

小兒保健篇

註冊中醫溫淼祥（香港大學專業進修學院中醫臨床中心及中藥房中醫師）

小兒科一般是指由出生到 14 歲這個階段。小兒因為臟腑嬌嫩，形氣未定，還有隨着發育，心理變化頗大的特點（俗稱：細路哥脾氣）。因此，要小兒健康成長，既要針對身體生理，也要照顧心理特點，才能達到目的。基於這些原因，在小兒發育過程，飲食和環境都要與時並進。

如新生兒期，關鍵之處除了要注意冷暖，還要合理餵養，預防感染，及確保睡眠充足。而嬰兒期是一生發育期最快的階段，除了注意合理餵養外，還要按時進行各類預防疫苗的接種，讓身體有足夠的抵抗力。假如這段時間身體一旦因病受挫，

會明顯影響到小兒成長發育。中醫認為「脾為後天之本」，小兒臟腑嬌嫩，形氣未定，腸胃未健，所謂「脾常不足」，飲食不能自節，稍有不慎，即易損傷腸胃，導致腸胃功能失調，妨礙營養吸收、廢物排泄，進而影響生長發育。因此，精心護理，合理餵養乃是重要關鍵。

一般來說，小兒飲食應從流質、半流質到固體飲食，而母乳是嬰兒最理想的天然食物。至於牛奶、羊奶亦是一個不錯的選擇。然而，奶糕、豆漿甚至淮山米糊都不應是首選。隨着發育，應要注意食物多樣化和配搭，要提高優質蛋白比例，魚和蛋

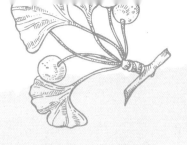

是首選，次為肉類及豆類。中醫認為「腎氣」對生長發育極為重要，與牙齒、骨骼及腦髓有關。因此，必須注意「補腎」，「腎為先天之本，受之於父母，脾為後天之本」，小兒若先天不足，必有不同程度的先天不足症狀，這就必須後天調理補充，以健脾補腎為主。

　　小兒時期不論身體生理與疾病反應，都與成年人明顯不同；而且年齡愈小，差別愈大，掌握小兒病理生理特點，對小兒健康保育疾病防治有重大意義。

病理方面

1. 小兒適應性差，抵抗力弱。因此，容易發病，而且變化迅速，尤其呼吸系統、消化系統等疾病多見，也較成年人易於感染傳染病。

2. 因為「稚陽」（純陽）之體，一切都在小兒發育之中。因此，有所謂「陽常有餘，而陰常不足」。陽有餘體現在常見的熱症、火症，而同時常有口乾尿少，即陰分不足。

3. 「肝旺脾弱」即肝常有餘，但脾常不足。肝旺使小兒易受驚嚇，易發驚厥和抽風。脾弱使小兒易受失當的飲食所傷而出現腸胃症狀。

4. 小兒生機活躍，再生力強。因此，小兒患病只要醫療護理恰當，較成年人容易修復，轉危為安的機會也較多。

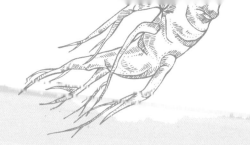
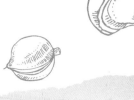

【食療方】

1. 雪耳川貝潤肺湯

材料：雪耳 30 克，川貝 9 克，北杏 10 克，蜜棗 2 粒。

做法：所有材料洗淨，加入清水約 1 公升，先以大火煲滾，然後轉文火煲約 1 小時。

功效：滋陰潤肺，潤腸通便。

2. 冬蟲夏草燉水鴨

材料：冬蟲夏草 10 克，水鴨 1 隻，紅棗 6 粒，鹽適量。

做法：所有材料洗淨，放入燉盅，加入清水約 700 毫升，燉煮 3 至 4 小時。

功效：養肺陰，清虛熱。

適用：支氣管敏感、經常感冒、身體瘦弱、營養不良者。

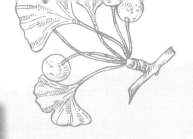

如何用食療調治小兒便秘？

註冊中醫張群湘博士（香港大學專業進修學院中醫臨床中心及中藥房主任暨中醫副教授）

小兒經常因為飲水量不足、缺少食用蔬果、缺乏適當的運動或經常吃熱氣之品等原因，而導致大便秘結不通，其表現一般是數日才大便一次，或者大便硬結難下；也有小兒因身體虛弱導致無氣力排出大便。

中醫一般可通過辨證開方對小兒進行治療，但臨床治療中發現有許多小兒因不喜歡中藥的苦味而不願吃藥。因此，以下分享如何從食療方面提出注意事項及推介幾款小兒容易接受的食療方，以供家長參考應用。

【飲食宜忌】

宜：需適當地多吃水果及粗纖維的蔬菜，例如香蕉、西梅、通菜、莧菜、番薯、番薯苗等。另外，也可多吃潤腸通便的食品，例如蜜糖（但兒童小於 1 歲不宜食用蜜糖）、豆漿、果汁等。

忌：熱性便秘忌食煎炸燥熱食品，例如酒、大蒜、辣椒等；氣虛便秘忌食生冷之品。

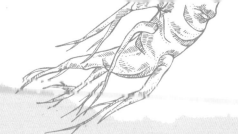

【食療方】

【燥熱便秘】

主要症狀：口乾唇燥、大便乾結、排便困難或便秘不通、小便黃、舌紅苔黃、脈滑數。可選用下列食療方。

1. 番薯糖水

材料：番薯 60 克，蘋果 1 個，紅糖適量。

做法：番薯及蘋果去皮、切成小塊，放入鍋內加適量清水，煮至熟爛，再加入紅糖調味，即可食用。

功效：清熱生津，潤腸通便。

2. 香蕉

食法：香蕉 1-2 條，空腹吃。

功效：清熱、潤腸通便。

【氣虛便秘】

主要症狀：氣短乏力、面色無華、大便無力、舌淡苔薄白、脈虛無力。可選用下列食療方。

1. 芝麻核桃糊

材料：黑芝麻 10 克，核桃仁 10 克，粘米粉 15 克，紅糖適量。

做法：黑芝麻、核桃仁用慢火炒至香脆（切勿炒焦），磨成細末，與粘米粉同放入鍋內和勻，加入適量清水、紅糖，煮成糊，熟透後可食用。

功效：益氣養血，潤腸通便。

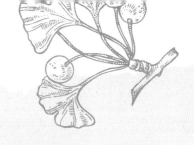

2. 番薯松子小米粥

材料：番薯 100 克，松子 20 克，小米 30 克，蜜糖 10 毫升。

做法：番薯洗淨，去皮切塊；松子洗淨備用；小米洗淨浸泡 20 分鐘。上述材料同放入鍋內，加適量清水煲粥，粥成後，調入蜜糖進食。

功效：益氣健脾，潤腸通便。

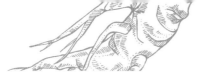

兒童健康，首重脾胃

註冊中醫王適峰（前香港大學專業進修學院中醫臨床中心及中藥房中醫師）

脾胃為後天之本，主運化水穀，化生精微，具後天給養的主要功能。對處於生長發育時期的小兒更為重要。

四季脾旺不受邪，脾胃功能強健，則人體正氣充沛，臟腑組織功能正常，身體就健康。反之，脾胃功能不健，則人體正氣疲憊，臟腑組織功能衰退，身體就容易發生各種疾病。

小兒脾常不足，臟腑嬌嫩，發育未成熟，運化功能低下，因此常導致水穀精微也不充足。故雖然有生機蓬勃、發育迅速的一面，又有消化吸收功能較弱的一面。加上小兒飲食，常不知飢飽，

容易令消化功能紊亂，而出現納呆、傷食、吐瀉、積滯、疳證等消化系統疾病。進一步來說，由於脾胃消化吸收功能受損，體質較弱，又容易出現其他內傷、外感等多種疾病。

從上述可見脾胃功能在小兒生長發育、維護身體健康上的重要性。

臨床上多系統的疾病發生了，往往影響脾胃的運化功能，例如小兒高發的感冒、咳嗽、痰喘等呼吸道疾病，就常常影響到小兒脾胃功能而致食慾不振、或腹脹泄瀉等。其他如泌尿系統疾病、血液系統疾病、循環系統疾病等，也多影響脾胃而

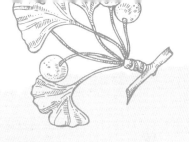

出現納呆食少、面色萎黃、神疲乏力、倦怠、氣少懶言等脾氣不足之證。

在治療過程中，也證實了通過調理脾胃來防治多種外感和內傷疾病有良好的效果。正是由於深知脾胃對於人體的重要性，歷來不少富有經驗的醫家在治理疾病時，都很重視對脾胃的顧護與調理。不但在診治脾胃病證時如此，在診治其他各種疾病時也是如此。

為了小兒健康成長，我們平素必須注意小兒飲食的調節，合理餵養、均衡飲食、勿貪涼飲冷、忌食油炸燒烤、膏粱厚味之品或過飢過飽而損傷脾胃。

【食療方】

1. 參麥淮山湯

材料：太子參 15 克，淮山 15 克，蓮子 15 克，生麥芽 20 克，陳皮 6 克，瘦肉適量。

做法：所有材料洗淨，加入清水約 1 公升，以大火煲滾，再轉文火煲 1.5 小時，調味食用。

功效：健脾補氣。

2. 雙芽山楂開胃湯

材料：太子參 15 克，生麥芽 20 克，生穀芽 20 克，山楂 15 克，雞內金 10 克，瘦肉適量。

做法：所有材料洗淨，加入清水約 1 公升，以大火煲滾，再轉文火煲 1.5 小時，調味食用。

功效：消食開胃。

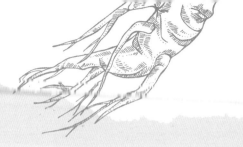
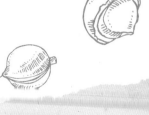

3. 花旗參石斛銀耳湯

材料： 北沙參 10 克，玉竹 10 克，花旗參 10 克，石斛 15 克，銀耳 15 克，瘦肉適量。

做法： 所有材料洗淨，加入清水約 1 公升，以大火煲滾，再轉文火煲 1.5 小時，調味食用。

功效： 養陰益胃。

小兒積滯

註冊中醫王適峰（前香港大學專業進修學院中醫臨床中心及中藥房中醫師）

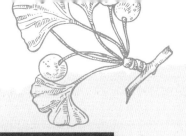

小兒積滯是兒科常見的一種胃腸疾病。臨床上以納呆厭食、食而不化、腹滿腹脹、嘔吐乳食、大便腥臭為主要症狀。

由於小兒不知自節，如果餵養不當，可傷害脾胃，以致脾胃功能失常，運化失職，不能正常消化食物而形成積滯，這是發生本病的主要原因。另外，由於小兒發育未全，特別是個別體質較差的小兒，脾胃功能薄弱，飲食稍有不慎易停滯不消，形成虛中挾實的積滯。

中醫對積滯這類疾病，治療效果較好。首先，中醫是針對積滯的成因，以消食導滯的方法，幫助胃腸消化，去除積滯。常用山楂、神曲、麥芽、陳皮等藥物加減治療。其次，對於脾胃較虛弱的，則需以健脾益氣為主，如用黨參、白朮、淮山等，再佐以消導之法。如果虛寒較甚者，則宜以溫中散寒為主。

此外，中醫尚有外治法，如針灸、按摩、推拿、捏脊等。其中捏脊療法簡單易行，對治療本病及其他消化不良、消瘦疲乏、疳證等都有一定的效果。

此法的治療部位是背部中央督脈，從長強穴至大椎穴。做法是以兩手拇指與食指合作，將背部皮膚肌肉捏起，交替向上，由長強直至大

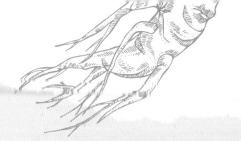

椎穴，作為一次，連續推捏
六次。捏完以後，再以兩拇
指從命門向腎俞左右推壓二
至三下。此法有調理脾胃、
和陰陽、疏通經絡之功。

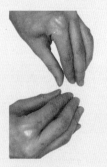

捏脊的手法

此病看似平常，但如果
不加重視、及時治癒，遷延
失治會影響小兒的營養和生
長發育，形體日漸羸瘦，可
轉化成疳證。

預防重於治療，平時餵
養小兒，應該注意飲食的調
節。餵食採取定時定量，食
物選易於消化和富有營養的
品種。掌握小兒的正常飲食
規律，隨着年齡的遞增，
注意其數量的供給。斷乳
前後，逐漸增加各種輔助
食品。

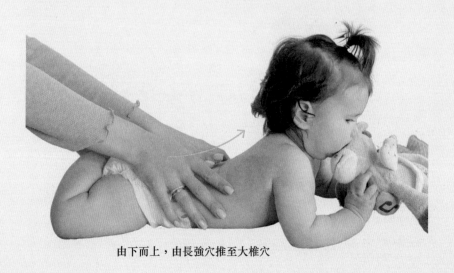

由下而上，由長強穴推至大椎穴

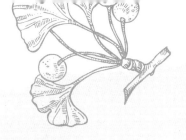

【食療方】

1. 小兒開胃茶

材料：山楂 10 克，生麥芽 10 克，陳皮 6 克。

做法：材料洗淨，加入適量清水，水滾後轉文火煎煮約 30 分鐘。

功效：理氣健脾、幫助消化。

2. 陳皮砂仁粥

材料：陳皮 6 克，砂仁 4 克（後下），薏苡仁 30 克，大米適量。

做法：材料洗淨，加入適量清水，水滾後轉文火煎煮約 30 分鐘，調味食用。

功效：理氣健脾、祛濕和胃。

3. 健脾化濕湯

材料：太子參 10 克，淮山 10 克，茯苓 10 克，陳皮 6 克，瘦肉適量。

做法：材料洗淨，加入適量清水，水滾後轉文火煎煮約 1 小時，調味飲用。

功效：益氣健脾、化濕消滯。

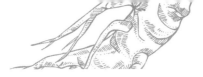

小兒流口水的中醫調治

註冊中醫張群湘博士（香港大學專業進修學院中醫臨床中心及中藥房主任暨中醫副教授）

小兒流口水又稱「帶頤」，亦名「流涎」、「涎津不收」。是指小兒口涎不由自主地從口中流出為主的一種病症。常常涎液溢出口外，浸漬兩頤及胸前，衣服常被浸濕，由於經常流涎刺激，使口周潮紅，起紅疹及糜爛，尤其是兩側的口角為甚。本病多以3歲以下的幼兒最多見。

引起本病的主要原因，多為脾胃虛寒和胃熱所致，涎為脾之液，脾胃虛冷，不能收攝津液，以致不斷流涎。除此之外，胃熱而使口水難以制約，而口涎自流。在調治方面，如屬虛寒者以溫脾燥濕為主，如屬胃熱者以清熱利濕為主，流口水的患兒大多飲食和精神均正常，及時調治，病從淺中醫，通常容易調治好。以下為常用調治方藥：

【食療方】

1.白朮益智仁紅棗粥

材料：白朮6克，益智仁5克，紅棗6粒，糯米50克。

做法：先將前3味中藥煮取濃汁，去渣再加糯米及清水450毫升，放入砂鍋內煮成稀粥，每早晚溫熱服食。

適合人士：虛寒型流口水的小兒。虛寒型臨床表現為流出口水清稀、手腳冷、平日怕冷、小便清長、大便稀爛、舌淡苔薄白、指紋淡紅等。

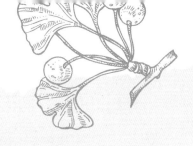

2. 薏仁兩豆馬蹄粥

材料：生薏仁 20 克，炒扁豆 12 克，綠豆 12 克，馬蹄 20 克，大米 30 克。

做法：所有材料洗淨，加清水大火煲約 10 分鐘，然後以慢火煮 1 小時成粥，加鹽調味即可，早晚溫暖服用。

適合人士：胃熱型流口水的小兒。胃熱型臨床表現為口水黏稠、口氣大、口乾、口腔易損爛或口角紅爛、小便量少而色黃、大便乾燥、唇臉色紅、舌紅苔黃、指紋紫等。

解決孩子尿床問題

註冊中醫王適峰（前香港大學專業進修學院中醫臨床中心及中藥房中醫師）

小兒撒尿又稱小兒遺尿，亦稱「尿床」，是指3周歲以上的小兒，睡眠中小便自遺，醒後方覺的一種病證。

3周歲以下的嬰幼兒，由於發育未臻完善，排尿的正常習慣尚未養成，遺尿不屬病態。3周歲以上的小兒，尚不能自控排尿而遺尿則屬病態，需要治療。

中醫學認為，人體五臟六腑是一個整體，各有各的功能，而又是互相聯繫、互相影響的。臟腑功能正常，則可維持健康；功能不正常，則會引起各種各樣的病症。

小兒遺尿的發病原因，主要有三方面。首先，是由於小兒的身體偏於虛弱，尤為平日的腎氣不足，下元虛寒，致使膀胱氣化功能失調，不能制約水道而發生遺尿。其次，是病後身體虛弱，以致脾肺氣虛，不能維持機體水液的正常輸布和排泄而引起遺尿。最後，肝經濕熱，鬱而不解，下注膀胱，亦可發生遺尿。

中醫治病，強調辨證論治。針對三種不同原因引起的遺尿，分別有三種不同的治療方法。

1. 腎氣不足、下元虛寒的，以溫補腎陽、固攝下元為主，常用桑螵蛸散等。

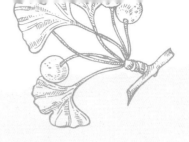

2. 脾肺氣虛的則需培元益氣、佐以固澀，多以「補中益氣湯」加味。

3. 肝經濕熱，則需瀉肝清熱，用「龍膽瀉肝湯」加減進行調治。

　　具體治療上，則需根據病情，判別有否兼挾證靈活處理。另外，針灸、推拿等療法，對治療本病也有一定作用。

【日常注意】

　　平日的預防和護理也十分重要，照顧者需注意：

1. 自幼兒期開始培養按時排尿的習慣。

2. 晚飯後至臨睡前，盡量少給予流質食物，以及讓小兒少喝些水。

3. 臨睡前讓小兒排空小便，入睡後注意小兒尿床時間，提前喚醒，從而養成每晚能自行排尿的習慣。

4. 積極預防與治療引起遺尿的原發疾病。

【食療方】

1. 補腎豬腰湯

材料：益智仁 9 克，補骨脂 9 克，豬腰 1 隻，薑汁，鹽少許。

做法：煲成湯，飲湯吃豬腰。

適合人士：腎虛、夜尿不易醒之小兒。

2. 黃芪桑螵蛸粥

材料：黃芪 15-20 克，桑螵蛸 9 克，糯米 60 克。

做法：加水適量煮粥，加鹽（或糖）調味服用。

適合人士：脾肺氣虛者。

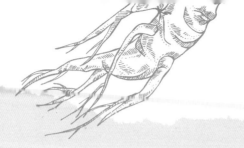
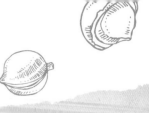

3. 車前草豬膀胱湯

材料：車前草 15 克，豬膀胱
1 個。

做法：加水煲湯，去藥渣
服用。

適合人士：肝經濕熱者。

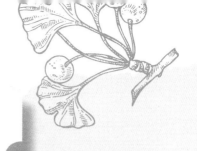

小兒夏季流鼻血的食療調治

註冊中醫張群湘博士（香港大學專業進修學院中醫臨床中心及中藥房主任暨中醫副教授）

流鼻血，中醫的病名稱為「鼻衄」，小兒較為常見。其原因多為肺、胃、肝之經絡有熱（包括實熱或虛熱），熱灼鼻竅，損傷鼻絡，而致鼻中出血。其調治用藥膳食療，辨證施膳，小兒較易接受，也有一定的臨床療效。

【食療方】

一、肺胃熱盛的食療方

主症：鼻中出血，顏色鮮紅，鼻腔乾燥，有灼熱感，伴有咳嗽少痰，口乾、口臭，小便短赤，大便乾結。

1. 鯽魚豆腐煲

材料：鯽魚 1 條（約 100 克），豆腐約 120 克。

做法：鯽魚劏好洗淨，與豆腐同放入砂鍋內，加適量清水煲 1 小時。以鹽調味，即可食用。

食法：小兒飲湯不吃渣，以防魚刺鯁喉。

功效：清肺熱，降胃火，止鼻衄。

2. 藕節蘆根飲

材料：藕節 12 克，蘆根 12 克，蜜棗 1 粒。

做法：藕節及蘆根洗淨。材料放於鍋內，以清水 2 碗半，慢火煎成 1 碗。

食法：分 2 次飲，連服用 3-5 天。

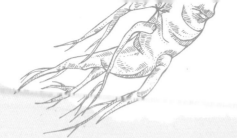

功效：清肺胃熱，涼血止血，治流鼻血。

二、肝肺火熱的食療方

主症：鼻中出血，量較多，顏色深紅，口苦咽乾，面紅目赤，煩躁易怒。

1.白茅根桑葉竹蔗水

材料：白茅根 30 克，桑葉 10 克，竹蔗 300 克。

做法：竹蔗洗淨，切成段再切片，與洗淨後的白茅根及桑葉同放入鍋內，加適量清水，武火煮沸，轉文火煲 1.5 小時，約煎成 2 碗。

食法：分 2 次飲。

功效：清肝熱，和胃，止鼻衄。

三、肝腎陰虛的食療方

主症：鼻中出血，量不多，口乾少津，五心煩熱（即胸部和手心、腳心有熱感）。

1.藕節塘虱魚湯

材料：藕節 12 克，塘虱魚 1 條（約 120 克），蜜棗 3 粒。

做法：塘虱魚劏好洗淨，與洗淨的藕節、蜜棗同放入砂鍋內，加適量清水，先大火，滾後收中火，煲約 1.5 小時。以少許鹽調味，即可食用。

食法：小兒飲湯不吃渣，以防魚刺鯁喉。連服 2-3 次。

功效：調養肝腎，涼血止血，調治鼻血。

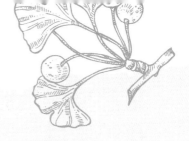

注意事項：
雖然天氣熱，也不宜開過大的冷氣，避免鼻黏膜乾燥容易流鼻血；要注意讓小兒常吃新鮮蔬果，保持皮膚及黏膜滋潤，減少流鼻血。盡量少給小兒食用燥熱、煎炸之食品，如煎炸肉類、炸雞，辛辣刺激性食品，如辣椒醬、胡椒粉等。

專病專治──中醫的辨證論治經驗談

第一章

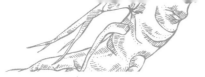

足部反射治療幫助孩子增高

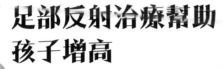
註冊中醫陳健民（香港大學專業進修學院中醫臨床中心及中藥房中醫師）

男孩子都怕自己個子小，會抬不起頭，這情況筆者最明白。因為我由小學至初中二那年，在操場排隊開週會時，我總是男生中全班排第一個，超難受。那些年如果我懂得足部反射治療，我的學校生活將會完全改寫！

偉仔（花名）初次來治療時剛 11 歲，個子不高，屬於「細碼」。媽媽帶他來時，填病歷時是這樣寫他的狀況：「專注力不足、讀寫障礙、心跳快、腳踭痛、手腳凍、有時難入睡、早上胃口不佳」等等。如果要看醫生的話，應該看兒科還是哪一科呢？

修讀了中醫學後，更加佩服古代醫家早已明白人體是有機的整體，身體是一個小宇宙，體內包羅萬有，心、肝、脾、肺、腎（五臟），小腸、膽、胃、大腸、膀胱、三焦（六腑），每個器官既獨立運作，又相互協調，共同維持人體的正常運作。套用中醫五行學說解釋的話，就是相生（扶助、支撐）和相剋（抑制、調節）、陰陽互動互制的關係。

足療自癒

青少年在發育時期，重要的是均衡發展，單着眼增高是不足夠的。就如讀書一樣，中、英、數主科的成績都須兼顧，缺少一科也不能

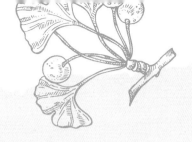

升班，可惜不是每個家長都能明白。如果是要求孩子增高，孩子沒有在一、兩個月長高的話，家長會認為足部反射療效不佳而放棄，這是十分可惜的。因為每人的體質不同，在不同的成長時期，對身體的個別機能都有不同的要求，只有身體自己才最清楚。

足部反射按摩最特別之處，就是通過刺激位於雙足上五臟六腑的反應區（Reflex zones），提供機會給身體器官「充電」，讓身體進行自我修復（Self-healing）。也就是說，身體會有自動調節（類似 Homeostasis，體內平衡）的功能。這和中醫學的陰陽平衡，是殊途同歸。所以我不太主張所謂「對症按摩」，病除後就停止按摩，這是治標不治本。要治本就必須雙腳整體按摩，就如運動需要堅持才能見效，而不是有空才去做。

在四診（望、聞、問、切）合參後，我認為他的腎臟和脾胃功能較弱，最需要關注。中醫理論腎主先天，藏精，腎精充足，對腦部發育、骨骼成長都有幫助；脾主後天，運化水穀，對食物營養吸收，氣血生化都有絕對關係；而腦下垂體又分泌多種不同的荷爾蒙，對增高有很大幫助。於是治療方案重點是以腎臟（B點，雙腳底的中央，約五元硬幣大小）、脾臟（C點，左腳第四趾根部對下約 3 至 4 吋，約五元硬幣大小）、腦下垂體（A點，雙腳底大拇趾的中心點，像紅豆般大小）三個

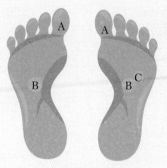

足部反射治療與臟腑的對應點

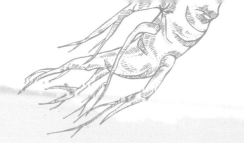

反射區為主，再配合整體反射區的適當刺激，相信對孩子成長有一定的幫助。

（註：由於腳底皮膚較粗糙，傳統腳底按摩以手指關節刺激足底並不合適。力度太輕只是按摩，難有治療效果；太重接受者則會產生疼痛，施行者手指關節會結厚繭，損人不利己。讀者可試試使用一般頭部呈圓形的按摩棒或粗筷子，配合使用潤膚膏，用適當力度壓按雙腳上述ABC位置，每部位各1至2分鐘，早晚各一次。）

大約一年時間，斷斷續續施行了23次足療後（中間他們曾因為要搬家，停止了半年時間），偉仔增高了12厘米，體重增加了2公斤，成績令人鼓舞。最值得開心是孩子自己變得主動，要求媽媽帶他前來治療。我笑問他怕不怕痛？並要求他自己寫下有何得益；偉仔為自己寫下了這些評語：

「我做過足部治療後，覺得非常有幫助，我本來有一些鼻敏感，但自從做了足部治療後，我覺得鼻敏感漸漸沒有了。另外，我的胃口好了很多，也增高了不少，由135厘米升至147厘米，我覺得很高興，足部治療對我來說是非常有幫助的，感謝醫師！」

孩子最需要的是鼓勵，家長最需要學習的是放手。和偉仔單獨交談多次，互信已在不知不覺間建立起來，看見他現在比以前積極，也聽媽媽說他的學習態度由鬆散變得較為主動，我更加高興。

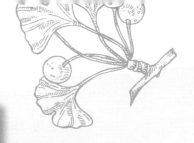

青少年如何增強記憶力？

註冊中醫鮑聖涌博士（香港大學專業進修學院中醫臨床中心及中藥房中醫師〔骨傷〕）

考試季將近，相信不少考生已全心備戰，但備戰的同時也要照顧好身體，有哪些因素可影響他們的記憶力呢？以下貼士可能幫到大家！

睡眠不足

睡眠可以解除大腦疲勞，同時製造大腦需要的含氧化合物，為覺醒後的思維和記憶做好充分的準備，熬夜會損害記憶力。建議青少年每天晚上 9 時 30 分以前睡覺，同時養成午休 30 分鐘左右的好習慣。充足而適量的睡眠有助於青少年的生長發育。

壓力過大

過重的學習和生活壓力會對記憶力造成影響。建議每天抽一定時間，放鬆心情，釋放壓力，對增強記憶十分有益，譬如睡眠、音樂、適量的運動等都可以釋放壓力。

不良嗜好影響

酒精對青少年記憶力百害而無一利；吸煙會加速記憶力衰退；長期食用冰凍、寒涼食物等，可損傷脾胃功能，不利於青少年的記憶力和生長發育。

專病專治——中醫的辨證論治經驗談

第一章

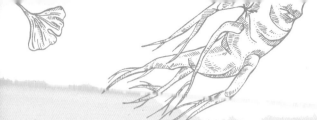

合理的飲食增強記憶力

　　合理的飲食結構對提高記憶力十分有助益，如堅果、雞蛋、全麥麵包、豆腐、南瓜、蛋黃、葡萄、柚子、深海魚、肝臟和肉類等。飲食不要過量，保持合理的體重。

安排適量的運動

　　生命在於運動，青少年適量的運動，可促進人體新陳代謝，但過量的運動，可損傷關節囊及軟骨等；而且外傷出血、瘀血也可隨着血液迴圈到達全身，當瘀血在人體頭部的微小血管形成瘀堵，會引起失眠、焦慮、記憶力下降、注意力不集中等問題。

【食療方】

1.補腎益精及第湯

材料：杞子 10 克，黃精 10 克，黑芝麻 10 克，太子參 9 克，蓮子 9 克，龍眼肉 9 克，淮山 10 克，瘦肉適量。

做法：所有材料略洗後，加入清水約 1 公升，煲 1.5 小時，調味飲用。

適合人士：腎精不足、容易疲倦、難以集中精神、思維不清、讀書難入腦者。

2.參桃補腦狀元湯

材料：人參 10 克，炙遠志 5 克，炒酸棗仁 15 克，合桃肉 15 克，栗子肉 15 克，淮山 10 克，杞子 10 克，豬心 300 克。

做法：所有材料略洗後，加入清水約 1 公升，煲 1.5 小時，調味飲用。

適合人士：益智補腦、容易疲倦、容易心悸、難入睡、難以集中精神、記憶力弱者。

第二章 內科調治

春分感冒

註冊中醫溫淼祥（香港大學專業進修學院中醫臨床中心及中藥房中醫師）

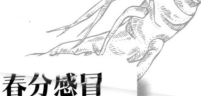

香港的春天，陣涼陣熱，變幻無常，是呼吸道傳染病多發的季節，如感冒、氣管炎、流感等，中醫根據五行學術認為，春屬木，春季多風，風也屬木，而春季感冒的病邪多風熱；從現代中醫看來，風熱病邪既包括能引起感冒的病毒、細菌生物病因，亦包括氣候突變導致人體抗病能力低下的自然因素。

生活在春季的人們，是否感冒還決定於人體正氣的強弱，「正氣內存，邪不可干」，當人們過於疲勞，或飲食不節、睡眠不足或煙酒過多，衣着不適等原因，引致人體正氣不足，免疫力降低時，風熱病邪便乘虛而入而病發為感冒。因此，在治療感冒的總體原則應以宣肺止咳，由於風熱屬陽屬燥，易導致傷陰，治療還需兼顧保護人體的津液，中醫治療感冒，必須考慮因人、因時、因地，辨證論治。一般將春季感冒歸屬於風溫病，茲將常用方藥介紹如下：

【方藥介紹】

1.感冒初起，以咳嗽為主症者，多為乾咳痰少，或輕微的怕風、微熱者，可選用「桑菊飲」加減。

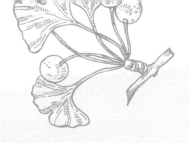

材料：冬桑葉 10 克，菊花 15 克，薄荷 6 克（後下），桔梗 10 克，蘆根 15 克，杏仁 10 克，連翹 10 克，生甘草 3 克。如咳嗽甚者可加前胡 10 克；痰多者加浙貝母 10 克；怕風者加蘇葉 9 克。

2. 感冒初起，有惡寒發熱、鼻塞流涕、頭痛咽痛汗少者，可選用「銀翹散」加減。

材料：金銀花 10 克，連翹 10 克，薄荷 6 克（後下），荊芥 9 克，淡豆豉 10 克，桔梗 10 克，蘆根 15 克，淡竹葉 9 克，牛蒡子 10 克，生甘草 5 克，如伴有咳嗽可加杏仁 10 克；痰多則加浙貝母 10 克。

3. 感冒以發高熱為主，惡風寒不明顯，頭痛目痛眼眶痛、心煩口渴咽乾者，可選用「柴葛解肌湯」加減。

材料：柴胡 9 克，黃芩 9 克，白芍 12 克，葛根 12 克，生甘草 5 克，羌活 6 克，白芷 9 克，桔梗 9 克，生石膏 15 克，生薑 3 片，大棗 3 粒。

呼吸練習、穴位按摩，改善睡眠質素

註冊中醫張群湘博士（香港大學專業進修學院中醫臨床中心及中藥房主任暨中醫副教授）

從中醫養生保健的角度認為，充足的睡眠具有多方面的作用，包括消除疲勞，保護大腦，增強免疫力，改善抗病能力，利於皮膚自我修復及消減色斑；對小兒來說更可促進生長發育，也曾有這樣的俗語：「藥補不如食補，食補不如睡補。」通常成年人宜睡 6-8 小時，小兒則宜睡 9-11 小時。

近 1-2 年以來，由於社會活動及疫情影響，來治療失眠的人越來越多，有些是整夜難眠；也有的雖然容易入睡，但很快醒過來，難以再入睡；也有些雖然可入睡，但發夢很多或睡醒後感覺特別疲倦，這些都屬於中醫所說的「不寐」（失眠）範疇。如果看中醫師，醫師會根據各人不同「證型」而開出不同的處方，這稱為「辨證施治」。本人從中醫養生保健的角度，與大家分享改善睡眠質素的呼吸法和自我按摩穴位方法，只要大家堅持練習及自我按摩，日子有功並產生良好的效果。

【保健運動】

自我練習呼吸方法——安神功

動作要求：坐式，含胸拔背，雙腳分開同肩寬，雙手放在兩大腿上，全身放鬆（圖 1）。

呼吸要求：吸氣時，將頭慢慢轉向左側。呼氣時，將頭慢慢轉回正中。吸氣時，將頭慢慢轉向右側。呼氣時，將頭慢慢轉回正中（圖 2）。

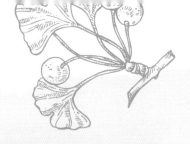

注意事項：自然呼吸，鼻吸口呼，每次轉頭以自然為順，不要太勉強，如頸部肌肉很繃緊，轉動很不靈活，則不要硬性扭轉，適可而止；每次練習 10-15 分鐘，或感覺想睡時慢慢到床上休息，不要動作幅度太大。

附註：提醒練習時需要緩慢、柔和、放鬆地練習，若不依從上述的方法來練習，則容易出現頭暈、緊張、呼吸不暢等現象，反而影響睡眠。另外，注意「心病還需心藥醫」，應盡量以正能量思考問題，避免凡事往不開心的方面去想。

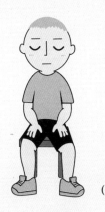

（圖1）

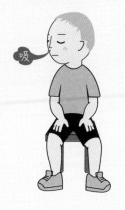
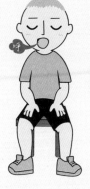
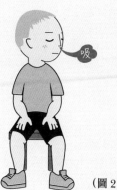

（圖2）

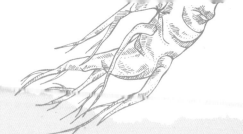

【自我按摩穴位】

1. 內關穴

位置：手腕橫紋中點往上 3 橫指寬（圖 3）。

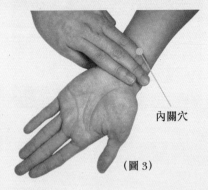

內關穴

（圖 3）

按摩方法：用拇指在穴位上柔和按壓至酸脹感為宜，左右手各 2-3 分鐘。

主要作用：可安神助眠、改善失眠症狀。

2. 勞宮穴

位置：手掌中心區域（圖 4）。

按摩方法：用拇指在穴位上柔和按壓至酸脹感為宜，左右手各 2-3 分鐘。

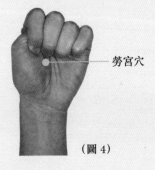

勞宮穴

（圖 4）

主要作用：可交通心腎、促進睡眠。

3. 神門穴

位置：手腕橫紋靠小指側的凹陷處（圖 5）。

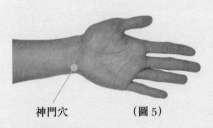

神門穴　　　　（圖 5）

按摩方法：用拇指在穴位上柔和按壓至酸脹感為宜，左右手各 2-3 分鐘。

主要作用：可安神助眠、改善失眠。

抒情志、按募穴，
解腹痛及腸易激綜合症

註冊中醫彭捷（香港大學專業進修學院中醫臨床中心及中藥房中醫師〔針灸〕）

提起腹痛，自然想起經常與我們不期而遇的「肚仔痛」和「絞肚痛」的情況。腹痛令人坐立不安，甚至以手揑住腹部，曲蜷身軀。又或者腹脹而按壓時痛感加劇（拒按）、打嗝（噯氣）、大便次數多而稀（泄瀉）、便秘、胃口差（納差）、消瘦的症狀。腹痛有時可自行緩解，有時則經年不癒。

腹部是指以橫隔以下，恥骨以上的區域。腹部內有脾胃、肝膽、腸道、膀胱、子宮等等。

在經絡循環的路徑上有手、足三陰經、足陽明胃經、足少陽膽經，以及奇經八脈之任、沖、帶脈。因此，任何臟器病理改變都可以引起腹痛。這裏需要關注是現代人生活節奏急速、精神壓力大，與情志有關的胃腸道神經功能紊亂，符合現代醫學的「腸易激綜合症」。

在中醫理論，肝主情志疏泄，氣機的條達；脾主運化食物，吸收精微物質；肝氣鬱結，氣機不通暢會影響脾的健康。

日常常見人們因生氣或思慮過度或精神受刺激後茶飯不思，再加上食物耐受不良，引起腹痛泄瀉。其病症有以下特點：

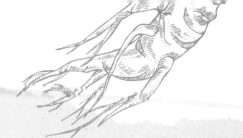
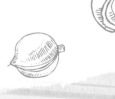

1. 腹痛隨排便而減輕。

2. 排便次數改變。

3. 排便形態改變（便秘或便溏）。

　　有部分患者需服藥及長時間治療。

　　在中醫的治療方面，可按不同的證型服食配方中藥。配合經絡穴位刺激，有不錯的效果。通常會用腹部募穴，募者，募集意思。募穴是臟腑之氣聚集

● 天樞

● 關元

● 中脘

● 期門

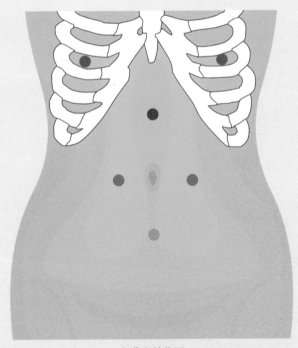

各募穴的位置

54

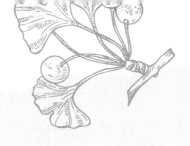

部位，如肚臍旁開 2 吋是大腸募穴 —— 天樞；肚臍以下 3 吋是小腸募穴 —— 關元；肚臍以上 4 吋是胃的募穴 —— 中脘；腹正中線旁開 4 吋第六肋間是肝的募穴 —— 期門。可分別揉按各穴位 30 至 50 下，也可用兩手來回搓擦兩旁肋骨，並以手掌圍繞肚臍作環形按揉。

【日常注意】

在飲食方面，少吃生冷或油膩食物。情緒的疏導也是治癒的關鍵。最後要強調的是，腹痛成因複雜，遇上急腹症要盡快求醫。

痛風成因與中醫調治

註冊中醫彭捷（香港大學專業進修學院中醫臨床中心及中藥房中醫師〔針灸〕）

痛風是一種與血尿酸代謝異常有關的關節疼痛。最初人們對痛風病的認識是「富貴病」，後來逐漸將痛風從風濕類的疾病劃分出來。在數個世紀前，人們推測痛風是由於腎臟對尿酸的排泄功能喪失或尿酸生成增加所致。上個世紀最終確認為尿酸是由嘌呤形成。

人體每天尿酸的產生量與排泄的尿酸量大致是平衡的，三分之二的尿酸鈉鹽經由腎臟尿液排泄，另外三分之一由腸道分解排出。引起高尿酸原因其一，是尿酸的生成過多，佔高尿酸症10%，如突發性酶異常、藥物影響、溶血、骨增生性疾病、劇烈運動後、高嘌呤飲食等。其二，尿酸排出減少而引致痛風的佔70%，如腎功能不全、代謝綜合症，肥胖、高脂血症及酸中毒。不明原因自身性代謝障礙則佔20%。絕大部分患者為40歲以上的男性，而女性患者通常在絕經後發病。

痛風早期的發病特點是出現反覆發作在單個關節的急性關節炎。而尿酸濃度的波動會引發痛風病，其表現為關節的紅、腫、熱、痛，如針刺般痛，發病部位常在第一蹠趾關節，而足踝、膝關節也常被侵犯。痛風發作時的疼痛是日輕夜重，常伴發熱、頭痛、心悸，而晚期可出現慢性關節炎。痛風石的形成是尿酸納結晶體沉積

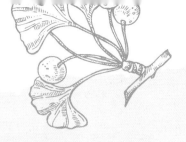

在關節軟骨、肌腱、骨、腎、軟組織內，引起關節變形、僵直、活動功能喪失。

有些患者尿酸水平很高，卻從未發生痛風。此情況應繼續治療，將尿酸控制在正常水平以防止其損害腎臟，造成痛風性腎病。

在中醫認識方面，痛風是屬於中醫「痹證」範疇，也稱為「熱毒痹」、「歷節病」、「白虎歷節」。過多的尿酸被認為是「濕濁」，這與脾、腎功能失調有關，脾失健運、濕濁內生。腎的氣化失司，分清泌濁失調，則排泄障礙，「濕濁」流注關節、肌肉形成氣血不通的痹阻。

【食療方】

病者應尋求專業醫師的治療，可根據不同證型論治，用利水通淋、祛瘀止痛、舒筋活絡、健脾補腎等方藥。也可在平時選用車前草 15 克、粟米鬚 20 克、生薏仁 30 克、土茯苓 15 克及蘆根 15 克煎水服用。

【飲食宜忌】

在飲食方面，若太多的飲食限制會引起營養不足，往往不能完全改善高尿酸血症和痛風性關節炎病情；所以，不能完全指望透過限制攝取富含嘌呤的食物來治療痛風，這只是有可能減少痛風發作的其中一個方法。大量攝入液體或更為重要，保持每天排尿量在 2 公升或以上，有助尿酸鹽排出，從而減少體內沉積。避免過量飲食，慎用藥物，防止過勞、感染將有助預防和治療。

中醫治療汗證

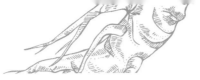

註冊中醫陳竟華（香港大學專業進修學院中醫臨床中心及中藥房中醫師）

出汗本是人體正常生理現象，在日常生活中人體會因氣溫、情緒、體力勞動等原因流汗。這是與生俱來的一種調節功能，用來維持體溫及機體陰陽之平衡。在感受表邪時，「出一身汗」亦是驅邪的一種方法。然而，汗為心之液，由精氣所化，不可過泄。若因自身出現問題，如陽氣不足，或陰血虧虛、虛熱內擾，肝火、濕熱等邪熱內鬱，造成人體津液固攝不住，迫出成汗，則不是一件好事。

不涉及外界環境因素影響的病理性出汗，中醫稱為「汗證」，當中包括自汗、盜汗。白天清醒時動不動出很多汗的人，稱為自汗。而在睡夢中流汗，醒來即止者稱為盜汗。自汗、盜汗是由陰陽失調，腠理不固而致汗液外泄失常的病症。腠理即肌肉和皮膚的紋理，其疏密程度影響着汗孔的開合和汗液的排泄。

常見病因及轉化

肺氣不足

肺主皮毛，與皮膚及汗腺等組織有很大的關係。病後體虛，或因咳喘傷肺氣，衛表不固、腠理疏鬆會使汗孔打開而致自汗。肺氣不足的人會出汗怕風，稍為勞動出汗量會增加，容易疲勞無力及感冒，面無血色光澤，

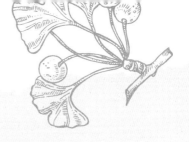

舌苔白而脈細弱。治療要益氣固表；可用方藥「玉屏風散」加味，有益氣固表止汗之效。

營衛不和

在正常情況下，衛氣充盈於腠理之中，控制和調節腠理之開合。一旦體內陰陽失衡，或表虛之人微受風邪，會引致營衛不和，衛氣無法固護體表而使汗出。此類患者除了出汗怕風，全身亦會感到酸痛和時冷時熱，有時只有半身局部出汗，舌苔白脈緩；治療要調和營衛，可用方藥「桂枝湯」加味。

陰虛火旺

生活操勞過度、亡血失精，或因邪熱耗陰，以致陰精虧虛，虛火內生，臟腑失去滋養，陰液不能存於體內而外泄作汗。陰虛火旺者多在睡夢中出汗，亦即盜汗。兩手心、足心發熱及自覺心胸煩熱，亦有午後潮熱，口渴、舌紅苔少，脈細數；治療要滋陰降火，可用方藥「當歸六黃湯」加減，滋陰瀉火，固表止汗。

邪熱鬱蒸

由於情志不暢，肝氣鬱結，導致肝火偏旺，或喜歡吃辛辣等重味食物，體質濕熱偏盛等，以致肝火或濕熱內盛，邪熱鬱蒸，津液外泄而致汗出增多。此類患者的汗液多令衣服染黃，面赤身熱、口苦、心煩、小便黃，舌苔薄黃脈弦數；治療要清肝泄熱，化濕為營，可用「龍膽瀉肝湯」，清肝膽實火，瀉下焦濕熱。

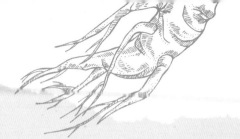

【食療方】

滋陰降火止汗食療

方藥一

材料： 地黃 20 克，黃芩 10 克，熟地 20 克，當歸 20 克，黃柏 6 克，黃蓮 3 克，煅牡蠣 40 克，黃芪 20 克，酸棗仁 20 克，丹參 20 克，田七 2 克，五指毛桃 30 克，五味子 3 克，黨參 20 克，麻黃根 20 克，浮小麥 30 克，糯稻根 20 克。

做法： 以清水 5 碗煎成 1 碗，飯後或睡前服均可。每天 1 劑，連續服用 7 天。

方藥二

材料： 高麗參 100 克，丹參 150 克，西洋參 100 克，霍山石斛 150 克，田七 150 克，生薏仁 300 克。

做法： 共研細末，每天 1 次，每次以開水調勻服用 8 克。

淮山百合石斛瘦肉湯

湯水材料： 百合 30 克，玉竹 20 克，淮山 30 克，石斛 20 克，太子參 20 克。

做法： 加適量瘦肉、清水 10 碗，煲 1.5 小時，調味後即可，建議早上飲用。

第二章 皮膚改善

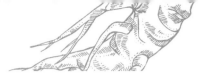

肝氣鬱結招「蛇串瘡」

註冊中醫彭捷（香港大學專業進修學院中醫臨床中心及中藥房中醫師〔針灸〕）

帶狀疱疹，俗稱「生蛇」，是由水痘──帶狀疱疹病毒引起的急性疱疹性皮膚病。中醫稱之為「蛇串瘡」、「纏腰火丹」或「蜘蛛瘡」。

初起時皮膚出現帶片狀紅斑，繼而出現成群簇集的丘疱疹，很快變成如綠豆或黃豆般大小的水疱，纍纍如串珠，排到成帶狀。聚集一處或數處，可在面部、腰肋部、胸部、大腿內側。生在面部時或會影響視力和聽覺。其皮損一般發生在身體一側，因為神經分佈的關係，不會超過人體正中線。

其引起的疼痛程度，輕重不同，有的出現難以忍受的劇痛，痛甚欲嘔，徹夜難眠。曾經有患者描述──如火燒火燎般的灼痛。疼痛出現的時間，有的發生在皮疹出現之前，往往誤認為肌肉扭傷。有的伴隨皮疹同時出現，或在皮疹出現之後。

年老體弱患者，疼痛較為劇烈，疼痛範圍可擴大至皮疹以外。而且當皮損消失後，皮膚已痊癒，疼痛仍可持續數月或數年。

帶狀疱疹多發於春秋兩季，也好發在中老年人。許多患者發病於焦慮、勞累之後。

中醫認為「蛇串瘡」是肝氣鬱結，肝經鬱熱阻滯經絡，脾經濕熱內蘊，外溢肌

膚，兼感受毒邪所致。年老體弱者氣血衰弱，血脈受邪而生瘀滯，經絡不通，日久拖延而疼痛不已。

【治療方法】

在辨證論治上，用清肝火、利濕熱、清熱毒、行氣止痛。根據不同證型、時間和部位來治療，常用藥物有龍膽草、大青葉、生地、蒲公英等等，其效果明顯。

而針灸的應用也有着調氣血、解毒瀉熱、通經絡祛瘀，可起到止痛快、縮短療程的作用。在治療上患者在急性期要注意併發症出現，後期則不要拖延治療神經痛。

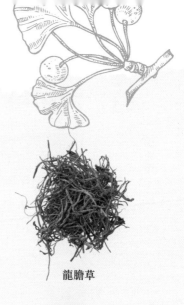

龍膽草

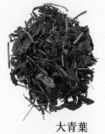

大青葉

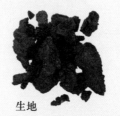

生地

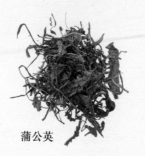

蒲公英

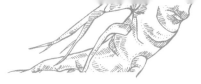

暗瘡的困擾

註冊中醫王適峰（前香港大學專業進修學院
中醫臨床中心及中藥房中醫師）

暗瘡又稱粉刺，西醫學稱為痤瘡，俗稱青春痘，好發於青春期的少男少女，有些人持續至成年以後。其特點是顏面及胸背出現針尖至米粒大小的皮疹，或見黑頭，能擠出粉狀樣物。

小小的暗瘡，雖然對健康沒有很大的影響，輕症可以自癒；但較嚴重的，常屢醫不癒，反覆發作。一部分患者皮疹繼發感染，則丘疹周圍繞有紅暈，頂端可見膿皰，甚至有綠豆至蠶豆大小的結節、囊腫。消退後形成萎縮性瘢疤或瘢疤疙瘩，對容貌造成很大的損害。

愛美是人的天性，近年來，隨着人們審美水準的提高，以暗瘡為代表的損容性皮膚病，越來越受到重視。特別是青少年朋友，更受到很大的困擾。

暗瘡的病因和發病機制

現時市面上有各種各樣的治療暗瘡的方法，可以說是各有千秋，部分患者可能早就嘗試過多種不同的方法。那中醫學到底如何解釋暗瘡呢？

中醫學的第一個特點是整體觀念，把人體內外看成一個整體。認為「有諸內者，必形諸外」，意思就是，有甚麼樣的內在變化，會有與這種內在變化相應的外在表現。反過來，通過觀

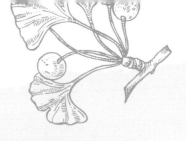

察和分析疾病的外在表現，就可以推斷出疾病的內在變化。

就是說暗瘡不只是簡簡單單存在於皮膚的一種疾病，而是人體內在器官、陰陽氣血發生變化之後在體表的一種表現。

中醫學認為，暗瘡的病因病機主要有三方面：其一是肺經風熱，薰蒸於肌膚；其二是過食煎炸肥膩辛辣之品，脾胃蘊積濕熱，外犯皮膚而成；其三是沖任不調，導致肌膚疏泄功能失暢而發，故部分女性患者，暗瘡隨月經而呈週期變化的表現。另外，青少年學習緊張、心理壓力大、情緒暴躁、面部清潔等問題，也對暗瘡的發病有一定的影響。

中醫治療的辨證論治

中醫學的第二個特點是辨證論治，這個「證」，它不是指症狀，而是指在疾病的演變過程中，各種病理因素在不同個體的體質、自然環境、社會心理等多種原因影響下，綜合作用於機體的整體反應。

辨證論治的意義是，對同一種疾病並不是千篇一律地用同一種方法，而是同病異治，根據不同的證使用不同的治療方法，這樣才能收到良好的治療效果。

譬如，生於不同部位的暗瘡，其所代表的臟腑問題並不盡相同。多發於鼻子周圍的暗瘡多由於肺經風熱；多發於口周的暗瘡多由於脾胃濕熱；多發於額頭的暗瘡多由於沖任不調、心理、情緒因素所致。

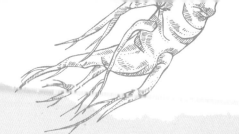

根據病因病機、臨床表現、舌脈的不同，本病大致可分為三種證型：其一是肺經風熱型，宜用疏風清肺的方法治療；其二是脾胃濕熱型，宜用清化濕熱的方法治療；其三是沖任不調型，宜用調攝沖任、疏肝解鬱的方法治療。

也就是説，中醫治病是通過調理人體內部臟腑陰陽氣血的偏差來達到治療目的，既調理身體，也治好疾病。而不是「頭痛醫頭，腳痛醫腳」，這也就是中醫所強調的治病求本的方法。

當然具體每個病人的證型不是絕對的，可以有兩種，甚至三種證型互相兼挾，這也就是所謂的兼挾證。至於具體的治療方藥，沒經過專業訓練，不是一下子就可掌握，可在就診時詢問專業的中醫師。

【護理及食療】

平時適當用溫水、潔面露洗臉以減少油膩，少食煎炸、高脂肪、高糖類食品，忌食辛辣食物和飲酒，多吃瓜果蔬菜，保持消化良好，防止便秘。

日常可煮清熱利濕解毒湯水飲用，如選用適量生地、土茯苓、薏苡仁、赤小豆、綠豆、馬齒莧、花旗參等等。

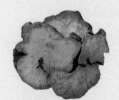

土茯苓：清熱解毒

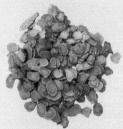

花旗參：清火生津

第四章　穴位及痛症

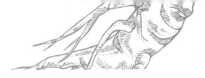

淺談「阿是穴」

註冊中醫彭捷（香港大學專業進修學院中醫臨床中心及中藥房中醫師〔針灸〕）

何謂「阿是穴」？是用指按壓人體的疼痛部位時，患者會自然發出「阿」聲，故取是處為施行灸刺的腧穴，定名為「阿是穴」。古籍《千金方》有這樣的描述：「有阿是之法，言人有病痛，即令捏其上，若里當其處，不問孔穴，即得便快成（或）痛處。即云阿是。灸刺皆驗，故曰阿是穴。」在現代醫學裏也稱之為「反應點」、「敏感點」。

究其源流，在所有腧穴尚未取名之前都是阿是穴。在長期的治療實踐中，人們逐漸根據針刺腧穴的傳感現象、主治功能和部分劃分為十二經絡及奇經八脈。現有已經定名的 361 個穴位則分別排列在各自歸屬的經絡上。有了固定的位置，統稱為「經穴」。如「足三里」是胃經之穴，「內關」是心經的穴位，肝、脾、腎三條陰經的交匯點取名「三陰交」。阿是穴不是「經穴」，沒有固定的位置和名稱，只是有「以痛為腧」的特點。

阿是穴不僅用於痛症，而對某些體內臟器的病變也有很好的療效。臟腑的功能障礙在體表的反應點也是最佳的刺激點。人體是一個相對平衡的內環境，不免會受到外界「六淫」或外傷影響，體內的平衡會起變化，作出各種生理和病理的反

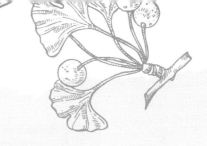

應；針灸刺激穴位是傳入訊息，以神經體液為載體，傳遞興奮和抑制的訊息，通過人體的自我調節達到治療目的。針灸機理很複雜，仍有待探討。

如何尋找阿是穴？可用拇指、食指的指腹或側面在痛處按壓、推移。其手法要輕，力量以患者可忍受為度，不可猛力推按，以免產生錯覺影響定位。當局部出現壓痛、皮疹、結節、條索感（醫用名詞，肌肉長期過度繃緊，肌纖維僵硬而形成條索狀）、凹陷均可確定作為阿是穴的依據。「經穴」也有壓痛點，雖然不是阿是穴，也可用阿是之法。至今阿是穴仍然以它「疾病所在，主治所在」的形式繼續在臨床上被廣泛使用。

【穴位按摩】

若食無定時、過飢過飽也會導致胃脘脹滿、疼痛噯氣（打嗝），可在臍上4吋周圍找到痛點揉按。精神緊張、壓力大引致腸道功能失衡而腹瀉或便秘，可在腹部找到結節、條索，自行用手掌環繞臍周由小到大摩擦轉圈。當然有急腹症，要第一時間求醫。

經常使用電腦滑鼠易造成手腕部的肌肉勞損，可在腕橫紋上2吋（圖1）的周圍點按。

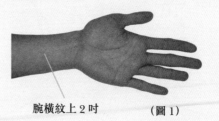

腕橫紋上2吋　　　　　（圖1）

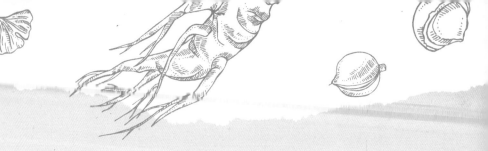

　　頸肩疼痛可在風池穴
（圖 2）點按，並沿着頸椎兩
旁肌肉和痛點由上至下反覆
揉按。如有惡寒怕冷，得溫
則舒，可作些熱敷、艾灸。
在治療當中，有時難以自
行操作，尋醫問診是有效
選擇。

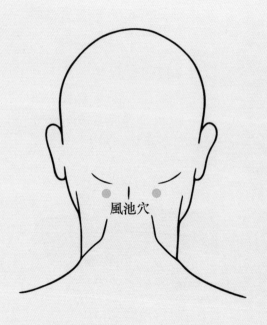

風池穴

（圖 2）

70

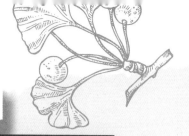

淺談「肩周炎」

註冊中醫彭捷（香港大學專業進修學院中醫臨床中心及中藥房中醫師〔針灸〕）

為甚麼要談肩周炎？因為在日常生活中很常見。肩周炎全稱是：「肩關節周圍炎」，又稱「漏肩風」、「五十肩」、「凍凝肩」。

顧名思義，肩周炎好發於 50 歲，發病時肩部疼痛不已，上臂不能上舉及外展，活動受限。在全身關節中，肩關節活動幅度最大，肌腱細、血液供應較差，關節容易鬆弛，上肢靠多條肌肉、韌帶、肌腱越過肩關節來固定。

日常生活和工作中會頻繁使用肩膀動作，因而容易過度勞損，造成氣血虧虛，不能濡養骨骼經脈，正所謂「不榮則痛」。而「不通則痛」則是由於體內正氣不足，容易受外界風、寒、濕三邪雜至，流於經脈，注於關節，導致經絡阻塞。以上問題隨年齡增長、骨關節退化，令病情加速惡化。肩周炎也可繼發於創傷之後，瘀血內阻，也是「不通」的一種。若軟組織損傷，出現滑囊炎或炎性滲出，則會增加關節黏連的可能性。

肩周炎患者在就診時往往不能自行穿脫衣服，即使輕輕拉動上臂，也會頻頻呼痛，晚間疼痛較日間嚴重。在病情嚴重時，有機會出現肩部周圍肌肉萎縮，黏連形成，稱為「凍結肩」。

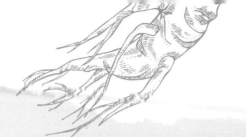

肩部疼痛也有機會與情
志有關，由於精神緊張、焦
慮及鬱結都會影響肝臟的疏
泄條達功能，因而形成氣
滯，使血流不暢，導致筋脈
拘急，屈伸不利。

治療方面除了服用中藥、
針灸及推拿治療外，也可以
自行在家裏做一些保健預防
和輔助治療的動作。在飲食
方面，避免吃生冷食物。

【保健運動】

1. 爬牆，人面向牆，雙手按
   在牆上爬行，雙手交替
   緩慢向上移動至可忍受
   的最高處，然後慢慢退
   回原處，重複多次（圖 1
   及 2）。

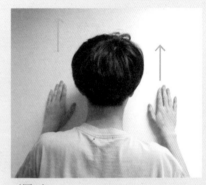

（圖 1）

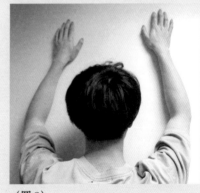

（圖 2）

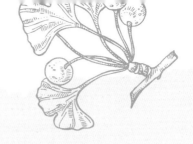

2. 背靠牆身而站，雙手屈肘握拳，作上臂外旋轉動，手背盡量貼牆（圖3及4）。

3. 後伸上肢，兩手背貼放在腰臀部，一隻手握住另一隻手腕，向一側牽拉（圖5及6）。若嚴重功能受限，可先在痛點熱敷後才做動作，開始動作不能太大，逐漸增加活動量。

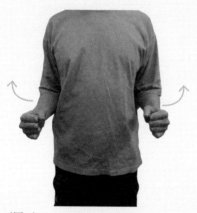

（圖3）

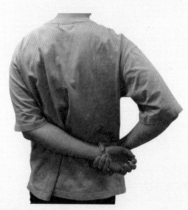

（圖5）

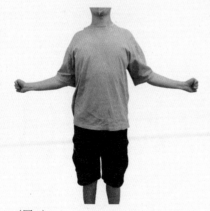

（圖4）

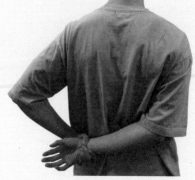

（圖6）

腰痛病的保健及預防

註冊中醫彭捷（香港大學專業進修學院中醫臨床中心及中藥房中醫師〔針灸〕）

大部分人都有腰痛的經歷，它的發病率不亞於其他常見病。長時間坐着工作、學習和消遣都是腰痛的主要原因。因為腰部負重過久，會引起腰肌勞損、腰椎退化性病變、腰椎間盤突出等等。

腰椎問題也可能只是一個症狀，它是許多急、慢性病其中一項臨床表現。如腎病的腎結石、婦科病的盆腔炎、結核病的骨結核、免疫系統的風濕病。這裏要談的是如何在日常生活中做好腰部保健。

脊柱是軀幹唯一的支撐，而腰椎是人體各關節中活動頻繁的關節，它承擔了上半身的重量。而腹部沒有骨性保護，只是靠韌帶的固定，和腰骶肌的牽拉收縮來協調腰部屈曲和伸展。腰為腎之府，年老衰退、腎氣不足，會令腰痛頻發。舒緩方法可以用兩手握拳摩擦腎俞、關元俞、命門，擦至發熱（圖1）；亦可點按腳底湧泉穴，讓腎氣、血氣如湧泉般湧現（圖2）。

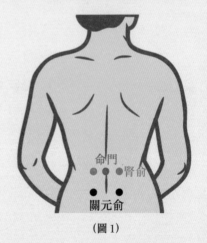

命門
腎俞
關元俞

（圖1）

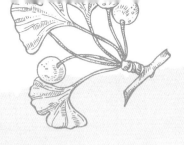

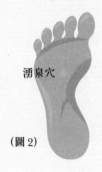

湧泉穴

（圖2）

【食療方】

食譜一：

材料：杜仲 15 克，巴戟 15 克，續斷 12 克。

做法：水滾後放進材料以中小火煲 2 小時。

食譜二（孕婦禁用）：

材料：田七 5 克，雞 1 隻，紅棗和生薑適量。

做法：田七和雞放入煲內（可加適量紅棗、薑，中和田七苦澀味），水滾後改中小火煲 1.5 小時。

【穴位按摩】

腰部受了風寒，或自身是陽虛體質，所引發的腰部冷痛，得溫則痛減，可用熱敷、拔火罐和艾灸。或用手摩擦骶部，俗稱「搓八髎」，擦至發熱（圖3），並戒吃冷凍食物，及注意腰部和下肢的保暖。

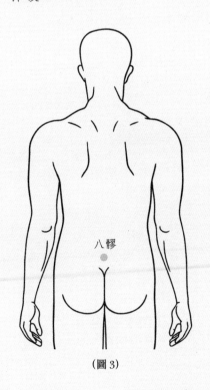

八髎

（圖3）

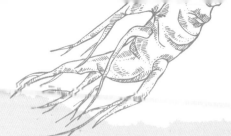

若腰部有固定位置如針刺，以及在夜間疼痛不已，是血瘀的疼痛，可用手指點按「血海穴」（圖4），在髖骨內側和外側緣上之2吋。

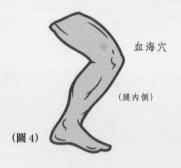

血海穴

（腿內側）

（圖4）

攝入足夠的鈣和維他命，維持骨骼健康，防止骨質疏鬆。

3. 有腰椎間盤突出的人士，避免做仰臥起坐的動作。

4. 避免身體過重，以免增加腰椎的負擔。

5. 坐下時，可用合適的「咕咂」來支撐腰部。

【日常注意】

1. 要經常做腰背肌的鍛煉，以強化腰肌。久坐要時常站立走動，也可伸展腹部，後仰120度，以減輕腰部的壓力。用手掌上下來回摩擦腰椎兩側肌肉。

2. 經常曬太陽和進行戶外活動，均衡飲食，如多吃奶類、蛋類、肉類食物和蔬果。

辦公室人士的「痛」——頭痛原因詳解

馮思穎（前香港大學專業進修學院中醫臨床中心及中藥房保健推拿師）

現今社會人士工作節奏快且忙碌，長期在辦公室工作，很多人都有頭痛問題。頭痛的成因為何？

1. 肩頸僵硬

缺乏運動、血液循環差，且長時間維持同一姿勢，會讓肩頸肌肉一直處於緊繃狀態，無法休息而導致身體局部缺氧、缺血及僵硬，引起頭痛。

2. 姿勢不當

辦公室桌面櫈椅的角度不當，或因疲倦勞累而長時間過度低頭、仰頭，或呈現圓肩縮膊的坐姿，這些坐姿均會阻礙頭部血液循環及導致肌肉骨骼緊繃移位，繼而出現疼痛。

3. 精神壓力

工作過度繁忙，引起焦慮、睡不好、壓力大的情況，令頸部、頭部、臉及下顎肌肉緊張收縮，引發兩側頭部疼痛，發作時像被皮帶勒住頭部一樣。

4. 眼睛疲勞

辦公室人士經常長時間對着電腦工作或閱覽文件，過度用眼，眼部周圍肌肉長期用力，緊張收縮，引致附近頭部肌肉也緊縮，情況持續則引起肌肉過度緊繃，產生激痛點等。

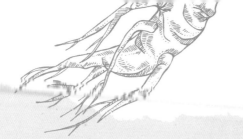

5. 激痛點（僵硬的肌肉結節）

　　長期肌肉緊張，肌張力過大，導致筋膜痙攣而產生肌肉結節，進一步影響頭部的血液循環，頭部缺氧缺血，經脈阻塞不通，不通則痛。

6. 內臟功能問題

　　長期吹冷氣、喝凍飲等生活因素導致全身氣血陰陽失調，運行不暢，或是因情緒原因肝火過重等內臟問題使血氣不能通達頭部，導致頭痛。

【保健運動】

舒緩頭痛可以進行以下簡單的動作：

1. 使用梳子的背或徒手，進行前後梳頭動作，用力適當舒服即可，從兩眉頭上方開始梳到後枕頸部位置，以頭正中線（經神庭穴至風府穴，圖1及2），頭側線（經本神穴至風池穴，圖1及2）。

● 神庭穴
● 本神穴

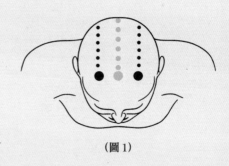

（圖1）

● 風府穴
● 風池穴

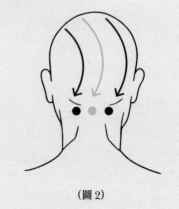

（圖2）

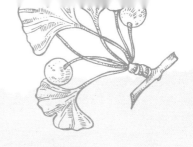

2. 用手掌小魚際（圖 3），
　 揉按耳後方頭部不適位
　 置，左右輪流，每次按壓
　 5-10 秒。

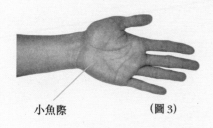

小魚際　　　　　　（圖 3）

註：孕婦及長期病患者，手法宜
輕柔滲透，但每人體質不同，如
頭痛持續或不適，應先尋求專業
人士意見。

　　頭痛對於辦公室人士來
說實在是困擾，自我按壓有
助緩解以上原因引起之頭
痛，但若想進一步改善，更
大幅度地提升生活質素，
應尋找專業人士作進一步
調理。

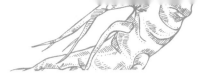

都市病之「瞓捩頸」

馮思穎（前香港大學專業進修學院中醫臨床中心及中藥房保健推拿師）

「瞓捩頸」是都市人非常普遍的病症，一般人稱睡醒後的肩頸疼痛為「瞓捩頸」，事實上是日積月累的勞損，一般與頸椎病或頸肩綜合症等，肌肉緊張以及經絡不通有關。臨床上有頸痛的病人，多伴有肩部堅硬腫脹疼痛、頸部活動範圍大幅度受限、胸悶氣短、上臂疼痛、頭暈頭痛等不適症狀。

「瞓捩頸」的主要症狀

頸肩背痛

可分為傷後立即有疼痛，或傷後初期疼痛輕微，相隔一段時間後痛感逐漸加重；或情況反覆，時輕時重。大部分患者的頸肩背部出現持續性疼痛，有些則是間歇性，慢性患者常覺頸肩背部沉重、鈍痛、悶痛或酸脹痛。

活動受限

疼痛可因活動、深呼吸、咳嗽或打噴嚏而加劇。慢性患者長期維持同一姿勢，如稍長時間的坐或站立，便酸痛得難以忍受。左右一側轉頭的角度受到限制，天氣變化時可誘發或加劇病情。

「瞓捩頸」的成因

退化

隨着年紀的增長，韌帶肌肉相對鬆弛，容易造成椎體失穩，對周圍軟組織器官產生牽拉、壓迫等刺激。

急性損傷

由於動作不協調、過快地強力扭轉頭部等而傷及頸肩部肌肉，也可因直接或間接外力作用致使骨骼肌肉結構發生不同程度的改變，堵塞經脈，導致「瞓捩頸」。

慢性損傷

長時間低頭、仰頭或歪頭工作、仰臥時枕頭過高、側臥時枕頭過高或過低，這些不良的姿勢都可使頸部勞損，造成肌肉骨骼不在正位，經絡堵塞而引致疼痛。

按摩推拿舒緩

「瞓捩頸」其實也是傷筋的一種。急性傷筋如果不進行有效的治療，遷延日久，則瘀血凝結，局部組織肥厚黏連，以致傷處氣血凝滯，血不榮筋，不通則痛，肌肉痙攣疼痛伴活動受限，慢慢演變為慢性筋傷，又稱為「慢性勞損」。

舒緩以按摩推拿手法，仔細觸摸經絡堵塞，肌肉痙攣的部位作為重點，鬆解肌肉黏連結節並伴有酸麻脹痛處，按壓穴位以達到經脈通暢、活血化瘀、消腫止痛、鬆解黏連、骨正筋柔等作用，能夠快速緩解疼痛部位的病感。

【保健運動】

1. 「米字操」：用頭部寫「米」字，動作不能太劇烈，要輕柔並緩緩進行。

2. 以揉、按、彈、撥的方式，按摩胸鎖乳突肌及斜角肌群（圖1）。

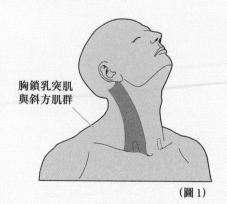

胸鎖乳突肌與斜方肌群

(圖1)

專病專治——中醫的辨證論治經驗談　第四章

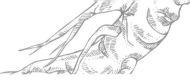

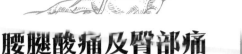

腰腿酸痛及臀部痛

馮思穎（前香港大學專業進修學院中醫臨床中心及中藥房保健推拿師）

成因

長時間以不良姿勢（如圓肩縮膊）用電腦、玩手機，或因拿重物、揹書包、單手用力過多等，造成單側肌肉拉緊、骨骼受力不勻、骨骼移位，壓迫到神經而形成痛症。

常見問題包括坐骨神經痛、急性／慢性腰扭傷、腰椎間盤突出、梨狀肌綜合症等。

疼痛程度各有不同，較嚴重者，傷後會立即出現較為嚴重劇烈的疼痛，可影響活動，甚至出現強迫體位，需採取某種姿勢以減輕痛楚。較輕微者雖感到疼痛，受影響部位於活動時稍有不適，但在數天以後，痛感也逐漸減輕至消失。有些人的情況反覆，由輕轉嚴重，傷後先有輕痛，過一會兒疼痛消失。但半天到一天之後，痛感再次出現，並迅速加劇，明顯影響活動功能。

疼痛亦分為以下多種，例如：

1. 隱痛或鈍痛——腰部活動多無明顯影響。

2. 休息後疼痛加劇——休息不動的時間愈長，疼痛愈明顯，患者常於下半夜或清晨被痛醒，醒後腰部僵硬，難以活動。

3. 活動開始後疼痛緩解——起床活動腰部後，疼痛可緩解，活動如平常。

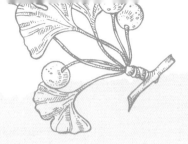

【自我舒緩手法】

按壓臀部內側
矯正關節歪斜，
減輕腰部負擔。

按壓大腿後側
改善失衡狀態，
改善腰痛。

按摩小腿三頭肌跟腱
及內外腳踝之間，有
腎經及膀胱經通過。

搓揉小腿（脛骨內側）
矯正姿勢和動作，
改善內臟功能低下。

專病專治──中醫的辨證論治經驗談

第四章

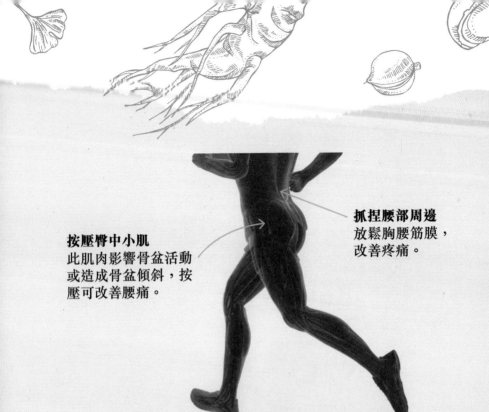

按壓臀中小肌
此肌肉影響骨盆活動
或造成骨盆傾斜，按
壓可改善腰痛。

抓捏腰部周邊
放鬆胸腰筋膜，
改善疼痛。

　　若想進一步改善，須經專業人士推拿而使其
骨正筋柔，氣血自流。推拿後避免挺肚子、彎腰
旋轉動作、扭腰及提重物等。

知「足」常樂，不用依靠藥物的「赤腳醫生」——足部反射治療

註冊中醫陳健民（香港大學專業進修學院中醫臨床中心及中藥房中醫師）

「知足」就是健康

依靠醫生或藥物（中藥或西藥）都沒法保證你避免生病、活得健康。健康是應該依靠自己身體與生俱來的自癒能力（Self-healing）。

原來健康也是靠雙腳建立的，雙腳有力，才能腳踏實地；病人或身體虛弱的人，大都雙腳乏力，沒法子站立。這些年來看到太多不能根治的疾病，明白到生命的脆弱，良醫難求。但是，原來良醫就在腳下，自己的雙腳就是「赤腳醫生」。

求醫不如靠自己（雙腳）

人體與生俱來就有一套自我修復的系統——自癒能力（Self-healing）。雙腳是人體的縮小版，身體內所有的器官、五臟六腑、五官四肢的反應區均隱藏在雙足內。沒有病痛時，學習刺激雙腳上不同的反應區，等於為五臟六腑做運動，改善體質、提升自己的抵抗力，以預防疾病，這樣生病的機會和看醫生的次數將會大大降低。因為，任何疾病的根源都和五臟六腑有關係，而足療並不是醫病，卻是針對引起疾病的臟腑去刺激，使之自我修復，改善機能，所以求醫不如靠自己雙腳。能明白這個概念，你的下半生將

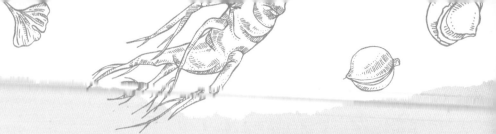

會遠離「藥丸盒」。人要知足（滿足）才可以快樂，知足（足療）才可以健康。

我們的身體是一個有機的整體，各器官既可獨立運作，又通過各自所屬的系統協調操作；而各系統之間就如一個網絡，互相配合扶持，維持機體平衡，達致體內平衡（Homeostasis），和中醫學強調的陰陽平衡是同一個道理。

我們的身體好像一個龐大的網絡，由多個不同的器官和系統組成，以維持身體機能正常運作，例如小腸功能出現毛病，會直接影響消化吸收，間接影響大腸蠕動和排泄糞便；心臟機能出現毛病，除了影響血液循環系統，也會影響肺部和呼吸系統，當全身氣血暢通受阻，結果是全身器官、五臟六腑的運作均受到波及。

生病時看醫生服藥，只能把不適的徵狀控制，而沒有辦法根治。但是無論我們的身體哪個器官出現毛病，基本上都能夠在雙腳上找到相關應的反應區。透過刺激相關器官分佈在腳上不同位置的反應區，除了可以改善器官及系統的機能外，更可協調各個器官和系統彼此間的合作。只要有恒心，堅持定期施行「足部反射治療」，必能改善體質，提升抵抗力，達到有病治病，無病強身；與中醫學認為治病不如「治未病」的目標一致。

由於「足部反射治療」按摩法只針對雙腳的反應區以按摩棒或徒手進行刺激，不需要直接刺激或按摩身體出現毛病的部位；所以不但沒有入侵性，且非常安全，也不用依靠藥物。適合任何年齡人士，包括嬰兒、小孩、孕婦、老人，對身體虛弱者或癌病患者尤其合適。

第五章　延緩衰老

前列腺肥大

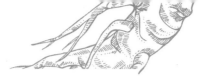

註冊中醫溫淼祥（香港大學專業進修學院中醫臨床中心及中藥房中醫師）

　　香港是世界最長壽的地區之一，隨着年齡增長，老年人身體的健康問題明顯增多，男性因前列腺增生（肥大）隨之而來的肝腎虧虛就顯得常見了。

　　前列腺是男士一個介乎膀胱與尿道之間的梨狀腺體，正常分泌前列腺素與精液，隨着年齡增大，前列腺功能逐漸退化、肥大，甚至堵塞尿道引致排尿障礙、尿頻尿急、排尿乏力、尿後餘滴、性功能減退、陽痿，嚴重的可能引起腎功能不全和前列腺癌變。若一名50多歲以上的男士反覆出現以上某幾種情況，應該及早考慮作前列腺的各項有關檢查，包括驗血、肛檢、

超聲波檢、前列腺活體細胞檢測等。值得留意的是，排尿困難並非前列腺肥大唯一病症，所以必須加以臨床鑑別；若發現無痛性血尿、PSA檢測升高，則要考慮是否前列腺癌變。前列腺癌是香港十大癌症之一，年齡愈大發病機會愈高，年青人要注意前列腺炎，尤其長期服食解痙的西藥等。

【日常注意】

1. 生活方面

- 及時排尿，避免膀胱過度充盈。

- 忌煙酒，因尼古丁（菸鹼）影響膀胱神經反射；酒精影響膀胱功能，加上酒後

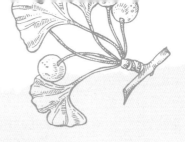

喝水令膀胱過度膨脹而致急性尿瀦留，甚至導致腎功能衰竭。

- 注意勞逸結合，適當運動有益身心健康。

- 晚飯後控制喝水量。

2. 飲食調理

- 忌多吃生冷、肥膩、煎炸辛辣之品。

中醫中藥治療應由專業中醫師通過辨證論治，按其體質情況處方用藥或推介簡易食療。

對於前列腺病症，中醫一般按「小便失禁」處理，雖病在膀胱，但與三焦、肝、脾、腎有關，分為濕熱型、瘀毒型等，需按寒熱虛實論治，據統計前列腺發病率：50 至 60 歲為 35%-45%；60 至 70 歲為 75%。

【食療方】

1. 四君子湯

材料：黨參 30 克，雲苓 15 克，白朮 15 克，炙甘草 3 克。

做法：4 碗清水煎成 1 碗，溫服。

主治：氣虛、排尿乏力等。

2. 杜仲核桃湯

材料：杜仲 15 克，核桃肉 30 克，瘦肉 120 克。

做法：所有材料洗淨，加入約 700 毫升清水，以大火煲滾，轉文火煲 45 分鐘，調味食用。

主治：腰疼、腿軟乏力、排尿乏力及健忘等。

3. 三鮮茅根飲

材料：鮮茅根 20 克，鮮淡竹葉 20 克，鮮藕 150 克。

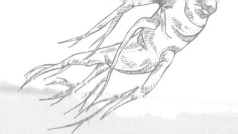

做法：煎水，代茶頻飲。

功效：清熱利水，涼血止血。鮮茅根性甘寒，清熱利尿，涼血止血；淡竹葉性甘、淡寒，清熱利水，清心除煩；鮮蓮藕性甘寒、澀平，可清熱涼血。

適用：濕熱型人士，見濕熱蘊結之小便不利，赤澀疼痛或伴血尿等。

4.蛇草薏仁粥

材料：白花蛇舌草 100 克，菱粉 60 克，薏苡仁 60 克。

做法：白花蛇舌草洗淨，加水 1.5 公升煮沸後，再用文火煎 15 分鐘，隔渣取汁，再加薏苡仁煮至裂開，加入菱粉煮熟，溫服。

功效：清熱解毒，健脾利水。白花蛇舌草性甘、淡涼，有清熱解毒、活血利水、通淋之效。菱粉性甘寒，和中養胃。薏苡仁性甘、淡微寒，健脾利水。

適用：瘀毒型，據研究認為以上三味有防癌抗癌的作用。

5.核桃薜荔粥

材料：核桃仁 50 克，薜荔果（王不留行）15 克，大米 50 克。

做法：薜荔果煎水取汁，加入核桃仁、大米煮成粥，早晚分服，可加適量白糖。

功效：溫補腎陽，健脾益氣。核桃仁性溫、甘澀，溫補腎陽。薜荔果性甘、澀平，有補腎固精、活血通經之效。大米性甘平，補中益氣、和胃。

適用：腎陽不足者，合而煮粥溫腎健脾。對腎陽不足、腰膝痛冷、小便不利者，食用之有效。

腦退化症的中醫辨證調治方法

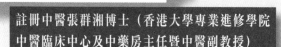

註冊中醫張群湘博士（香港大學專業進修學院中醫臨床中心及中藥房主任暨中醫副教授）

腦退化症屬於中醫的「善忘」、「健忘」、「痴呆」等範疇，常見成因包括腦神經退化、頭部外傷及腦血管意外後，或腫瘤等因素引發。中醫認為腦退化症是由於年老體衰、腎氣不足、飲食失節、情志內傷等原因，導致心、肺、肝、脾、腎臟腑功能失調。中醫治療可從養心肺、補肝腎、健脾氣、化痰祛瘀等方面着手調治。

【診斷】

在日常生活及工作中，現代都市人常有「腦力不夠」的現象，如專注力不足、記憶力下降、容易感覺疲勞、行走或站立不穩等。現代醫學認為這些是腦功能減退的現象。事實上，如下列情況發生多於兩項者（尤其是50歲以上），有機會提示將出現早期腦功能減退症的徵兆，應該儘早進行調治，這樣可盡量減緩腦衰退的速度，符合中醫的「治未病」的理念。

- ✗ 早晨起床後常感到沒精神，並容易頭暈、頭重；

- ✗ 記憶力下降，經常忘記年月日，或忘記自己存了多少錢；

- ✗ 言事遲鈍，言語表達不流暢；

- ✗ 說話囉嗦，一些無關的事糾纏不休；

- ✗ 對時間的感知淡漠或混亂；

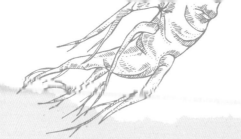

✗ 方向感較差，經常難以確定自己所處之地為何方；

✗ 失去以往的積極主動性，變得消極被動，不願與人交往；

✗ 料理家務沒有條理，做事顛三倒四；

✗ 説話、寫文章容易出錯；

✗ 情緒不穩，喜怒無常，易激怒或傷感，抑鬱或欣快、戲謔、任性、自私、幼稚；

✗ 飲食無規律，或白天睡覺夜間活動；

✗ 常感到耳鳴、頭昏、目眩。

【病因病機】

中醫認為，導致腦功能減退現象主要有下列三個原因：

● 五臟功能失調：如肝腎失調、心脾虛弱、肺氣不足等導致大腦缺少各種營養元素，使大腦功能減退。

● 痰濕阻竅：痰或濕氣較易影響腦功能的正常發揮。

● 氣滯血瘀：氣滯或血瘀可致脈絡不暢，使大腦失去足夠的營養作用。

【辨證調治】

1. 心脾不足

症狀： 容易忘記常做的事情，或相熟朋友的姓名；難以入睡或很容易醒來，醒了難再睡；很容易勞累及乏力；沒胃口；易感心跳心慌，舌淡，脈細。

治法： 健脾養心。

方藥： 「歸脾湯」加減。方中黨參、黃芪、白朮、茯神、龍眼、炙甘草、當歸、遠志、大棗、川芎、紅景天，合用具益氣養血、補益心脾、健腦益智的功效。生薑可調味和胃、祛風護腦；酸棗仁可養心安神。

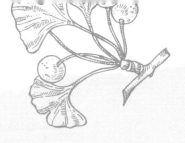

2. 腎精虧耗

症狀：常常容易忘記事情；腰部酸痛及腳膝無力；頭暈眼花；時單側或兩側耳鳴；男士易出現遺精早泄；易心煩及手腳心熱，舌紅，脈細數。

治法：補腎養精。

方藥：「六味地黃丸」加酸棗仁、五味子、遠志、菖蒲。「六味地黃丸」調補腎陰。酸棗仁及五味子可養心安神、補腦。遠志、菖蒲化痰開竅、引藥上行。如兼腎陽虛者則加鹿角膠、肉蓯蓉、巴戟天等，以陰陽同補，填精益腦。

3. 痰濁上擾

症狀：常常容易忘記事情；頭暈眼花；胸部易出現翳悶不適；易作嘔；苔黃膩，脈滑。

治法：降逆化痰、開竅。

方藥：「溫膽湯」加石菖蒲、鬱金。方中半夏、橘皮、甘草、枳實、竹茹、生薑、茯苓、石菖蒲、鬱金等合用，可降逆化痰、開竅益智。

4. 肝鬱氣滯

症狀：常常容易忘記事情，易出現心慌或感覺心跳，感覺胸翳悶及脅肋作脹，動靜稍有變化則易出現驚慌，容易出現長嘆氣的現象，脈弦細，苔薄。

治法：疏肝解鬱，通絡開竅。

方藥：「柴胡疏肝散」加鬱金、菖蒲。用「柴胡疏肝散」加減可疏肝解鬱，養肝健腦，理氣活血。配合鬱金、菖蒲可加強解鬱開竅、健腦益智。

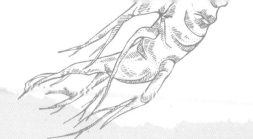

5. 肺氣虛

症狀：時感覺呼吸不暢順或氣短促感；容易疲倦，常常容易忘記事情，稍活動則容易出汗；說話聲音低微，使人難以聽清楚；容易患感冒，面色無華，舌質淡脈弱。

治法：益氣補肺。

方藥：「補肺湯」加減。方中以人參、黃芪益氣補肺；熟地、五味子合用可益腎斂肺、健腦益智；紅景天及川芎有助腦部血液循環，幫助大腦發揮功能。

【日常保健】

常用健腦益智的食物，包括：花生、菠菜、大蒜、荷蘭豆、香蕉、栗子、鴿、雞蛋、牛奶、黃鱔、大魚頭等。

常用健腦益智的中藥，包括：人參、遠志、茯苓、甘草、石菖蒲、茯神、當歸、麥冬、淮山、大棗、龍眼肉、枸杞子等。

【食療簡介】

蛋黃山藥紅棗粥

材料：雞蛋 2 個，山藥 50 克，白米 150 克，紅棗 10 粒。

調味料：糖適量。

做法：山藥、白米洗淨；山藥切片；紅棗洗淨、去核；雞蛋留蛋黃（蛋白去掉），拂勻。水和紅棗放入鍋，以旺火燒開後加入白米、山藥，改文火熬粥，起鍋前將蛋黃和糖調入，煮沸即成。

功效：健腦安神，滋陰潤燥。

應用：用腦過度、腦貧血及心煩失眠者。

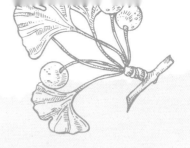

分析：雞蛋黃含豐富的卵磷脂，是腦細胞膜的必需成分。從前有報道雞蛋含豐富的膽固醇，導致很多老人家敬而遠之，不敢食用。臨床發現很多老人家記憶力早衰者，多有不吃雞蛋的習慣。有研究認為，雞蛋有助延緩腦部退化。其實適量合理地進食雞蛋，利多於弊。山藥健脾補腎，有助大腦的營養供應及功能正常發揮。紅棗補中益氣、養血安神，有助於精神專注及思考問題。

【古方今用】

參苓白朮散《太平惠民和劑局方》

材料：人參、白朮、茯苓、山藥各 15 克，白扁豆 12 克，蓮子肉、薏苡仁、炒甘草各 9 克，砂仁、桔梗各 6 克，大棗 4 粒。

功效：益氣健脾，滲濕止瀉，健腦益智。

主治：脾胃氣虛挾濕證。食易腹脹，胸脘痞悶，腸鳴泄瀉，四肢乏力，記憶力下降，形體消瘦，面色萎黃，舌淡苔白膩，脈虛緩。

現代臨床應用：用於治療腦退化症、慢性胃腸炎、貧血、慢性支氣管炎、慢性腎炎、婦女帶下病及其他慢性消耗性疾病等屬脾虛夾濕者。

分析：方中人參、白朮、茯苓具益氣健脾、滲濕的功效，且健腦益智。山藥及蓮子肉具有健脾益氣、益智的功效。扁豆、薏苡仁健脾祛濕。砂仁醒脾和胃，行氣化滯。大棗補脾養胃。桔梗宣肺利氣，以通調水道，又載藥上行，以益肺氣。炒甘草健脾和中，調和諸藥。各藥組方運用，有益氣健脾、滲濕止瀉、健腦益智之功效。

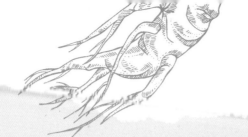

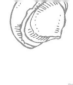

【傳統運動法】

1. 擊天鼓

擊天鼓是一種導引功法，又稱「鳴天鼓」。

動作要求：雙手大魚際處掩住兩耳，將食指搭在中指上，食指滑下彈叩玉枕穴，兩耳有咚咚聲，共 36 次（圖1）。

呼吸要求：自然呼吸。

意念要求：放鬆、安靜。

作用：提升正氣，消除疲勞，調養肝腎，益智醒腦。

應用：主要用於各種正氣不足之疲倦乏力、頭暈目眩、記憶力減退、容易患病及耳鳴、耳聾等。

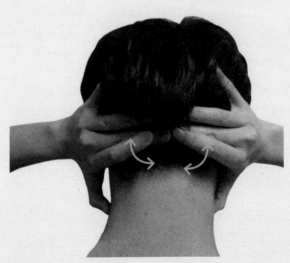

（圖1）

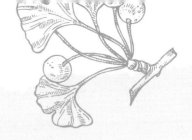

2. 五指運動法

動作要求：按順序屈下左手拇指、食指、中指、無名指、尾指，形成握固狀，並數 1、2、3、4、5（圖2）。後按順序翹起尾指、無名指、中指、食指、拇指，並數 5、4、3、2、1（圖3）。

　　右手做法相同。雙手按以上方法運動，每次約 10-15 分鐘，每日 3 次。

呼吸要求：自然呼吸。

意念要求：放鬆。

作用：活血健腦。

應用：主要用於精神專注力不足、記憶力減退、疲倦乏力、雙手麻痹等。

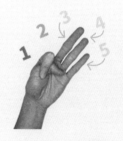

（圖2）

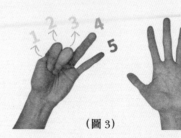

（圖3）

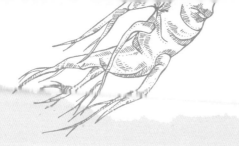
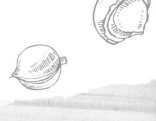

3. 鬆靜功

動作要求：坐式，含胸拔背，雙腳分開同肩寬，雙手放在兩大腿上，全身放鬆。每次練習 5-10 分鐘（圖 4）。

呼吸及意念：吸氣時，意念「靜」，心境安靜，放棄所有雜念。呼氣時意念「鬆」，全身盡量放鬆。

作用：降火減壓，益氣補虛。

應用：主要用於容易緊張、口乾咽燥、短氣乏力、記憶力下降等。

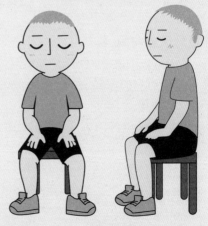

（圖 4）

第六章　健康管理

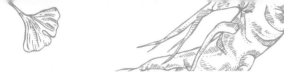

OT 疲倦心煩躁，
按穴位、藥膳食療幫到你

註冊中醫張群湘博士（香港大學專業進修學院中醫臨床中心及中藥房主任暨中醫副教授）

現今香港的上班一族，許多人搵食艱難，常需要超時 OT 工作，短時間還可以頂得住，時間長了則易出現中醫形容的氣陰兩傷的現象，如表現容易疲倦乏力、口燥咽乾、心煩難眠、或口腔易生飛滋等，甚至出現免疫功能失調而導致其他大病；千萬不要輕視這類身體失調現象，當出現大病時並非能短時間醫好，以下介紹按摩穴位及藥膳食療達到病從淺中醫的效果。

【按摩穴位】

1. 內關穴

位置：手掌向上，手腕橫紋後，往上約 3 指寬的中央，於兩筋之間。左右手均有「內關」穴（圖1）。

按摩方法：用拇指按壓至酸脹感為宜，每次約 2-5 分鐘。

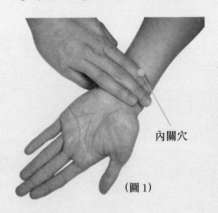

內關穴

（圖1）

2. 勞宮穴

位置：握拳屈指，中指指尖對應的掌心中央位置。左右手均有「勞宮」穴（圖2）。

按摩方法：用拇指按壓至酸脹感為宜，每次約 2-5 分鐘。

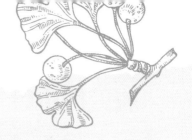

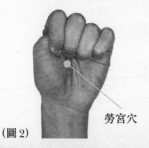

勞宮穴

（圖2）

附註：按摩穴位時，配合
適當深而柔和的呼吸運
動，效果更理想。

【食療推介】

麥冬百合雪耳糖水

材料：麥冬 3 錢（10 克），
百合 3 錢（10 克），雪耳
3 錢（10 克），花旗參 2 錢
（7 克），水 3 碗，冰糖 3 錢
（10 克）

做法：雪耳及百合用溫水，
加少許食鹽浸半小時，洗淨
備用。麥冬洗淨，瀝乾水
分。鍋內倒入清水煮沸，放
入百合、雪耳、麥冬和花旗
參，轉慢火煮 15 分鐘，下
冰糖煮至溶，試味即成。

功效：清心除煩，益氣養陰。

應用：適用於常常加班的上
班一族，消耗體力所引起的
氣陰虛弱，主要見於容易疲
倦乏力、口燥咽乾、心煩難
眠、或口腔易生飛滋等。

附註：糖尿病人不宜加入
冰糖，改以杞子2錢（7 克）
為宜。

脫髮的中醫治療

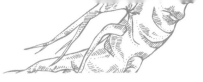
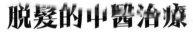
註冊中醫王適峰（前香港大學專業進修學院中醫臨床中心及中藥房中醫師）

　　頭髮與人們有着密切的關係，首先它有保護頭皮和大腦的功能，其次有修飾容貌的作用，故無論生理還是審美上都受到人們的重視。擁有一頭茂密的頭髮，象徵着青春和健康，而頭髮的脫落與稀疏，卻表現衰老和疾病。尤其是年輕的女士，誰都希望有一頭披肩的秀髮。

　　為甚麼有的人頭髮茂密，有的人頭髮脫落、稀疏呢？中醫學認為，頭髮的生長與人體的氣血有很大關係。氣血旺盛，則頭髮長得茂密；氣血虧虛，則頭髮枯萎、稀少或脫落。其次，五臟六腑的盛衰，其中尤以腎對頭髮的生長發育關係很大。凡腎精充足，則頭髮發育正常，表現濃密、光亮、柔潤；反之則稀少、枯萎、不澤。另外，也可能是其他病因引起較為嚴重的脫髮。

脫髮的種類和中醫辨證論治

1. 頭髮稀疏易脫落

　　此類為頭髮輕度脫落、頭髮稀疏，主要原因是氣血虧虛、腎精不足，部分由於先天稟賦異常，即遺傳因素所致者。治療主要是固髮生髮，也就是控制頭髮脫落，促進頭髮生長。臨床上主要以補益氣血、滋補肝腎治療。

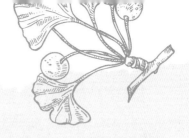

2. 髮蛀脫髮

此類脫髮類似西醫的「脂溢性脫髮」，病程經過緩慢，是一種較難治癒的損容性疾病。頭髮油膩發亮，或大量灰白色糠秕狀鱗屑脫落，頭皮瘙癢，頭頂部或前額兩側呈均勻性或對稱性脫髮。病因多為血熱風燥或脾胃濕熱。治療多以涼血消風、健脾袪濕為主。

3. 油風脫髮

這是一種以頭髮突然成片脫落，局部皮膚正常，無明顯自覺症狀的疾病。本病常於過度勞累、睡眠不足、或受到刺激後發生，又稱「鬼剃頭」，類似西醫的「斑禿」、「全禿」。此類脫髮病因較為複雜，可為血熱生風、血瘀毛竅、氣血兩虛、肝腎不足等。治療宜根據不同的病因，分別以涼血熄風、通竅活血、補益氣血、滋補肝腎等方法。

以上三類脫髮，也可加入針灸、推拿等外治法輔助治療，對病情有一定的幫助。

【食療方】

1. 菟絲子粥

材料： 菟絲子 15 克，茯苓 15 克，蓮子肉 10 克，黑芝麻 15 克，黑糯米 100 克。

做法： 將所有材料放入鍋內，加水煮成粥。

功效： 滋腎健脾，適用於脾腎兩虛之脫髮者。

2. 芪歸芝麻燉乳鴿

材料： 黃芪 30 克，當歸 20 克，黑芝麻 20 克，乳鴿 1 隻，蔥、薑、胡椒、鹽各適量。

做法： 放於燉鍋內燉熟，去掉藥渣，吃肉飲湯。

功效： 補氣、益血生髮，適用於氣血虧虛脫髮者。

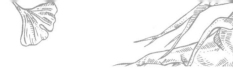

壓力大血壓高，
小動作、按穴位有幫助

註冊中醫張群湘博士（香港大學專業進修學院中醫臨床中心及中藥房主任暨中醫副教授）

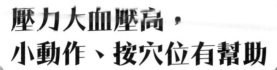

　　香港的上班一族大多數對工作拼盡全力、壓力大，很容易引起血壓不穩定及血壓高，長期血壓高並非小問題，可誘發心臟病或腎臟病、中風等發生，中醫認為預防勝於治療，病從淺中醫。如能在早期作適當的「減壓」預防，對預防大病發生將有事半功倍的作用，或減少血壓高對身體的傷害。

　　以下介紹簡單易行的保健動作，只要堅持盡量放鬆地練習，加上自我按摩穴位，可幫助減壓及控制血壓升高。

【保健運動】

鬆靜功

姿勢要求：坐姿，雙腿擺開如肩寬，兩手自然放在大腿上，含胸拔背（圖1）。

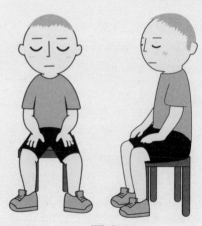

（圖1）

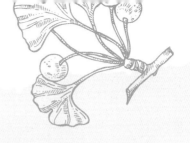

呼吸及意念要求：吸氣時意想
「靜」字，同時心情安靜；
呼氣時意想「鬆」字，同時
全身放鬆。

注意事項：意念不要太緊
及關注，呼吸不要太深或
太用力，需要緩慢而柔和
地呼吸，讓全身保持放鬆
狀態，每日最少練習 3 次，
每次 10-15 分鐘。

【自我按摩穴位】

1. 曲池穴

位置：曲肘時，肘橫紋外側末
端凹陷處（圖 2）。

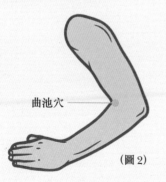

(圖 2)

按摩要求：按摩時以酸脹感為
宜（不要感覺太痛），每次
按壓約 3-5 分鐘。

2. 太沖穴

位置：在足背側，當第一節跖骨
間隙的後方凹陷處（圖 3）。

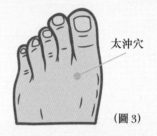

太沖穴

(圖 3)

按摩要求：按摩時以酸脹感為
宜（不要感覺太痛），每次按
壓約 3-5 分鐘。

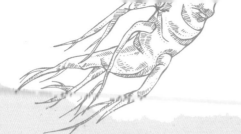

【日常生活注意事項】

1. 因壓力大而引起的血壓高，大多數 40 歲以上的人不適合以大運動量減壓，應練習緩慢而柔和的小動作，這樣減壓更加安全，再配合中醫的穴位自我按摩，降壓效果將會更理想。

2. 平日遇事不要太緊張，盡量保持放鬆狀態，或約 1 小時閉目養神數分鐘，配合放鬆柔和的深呼吸，可有良好的降壓效果。

3. 不要太夜睡覺，早休息及足夠休息有利於減壓。

4. 不要吃太鹹、太油、太冷、太甜、太飽（約吃七分飽為宜）。

5. 平日情緒盡量保持平穩狀態，對各種有意或無意的「語言傷害」反應不要太大，要留意「傷心」比傷皮膚更嚴重，延續的時間會更長。

春季養肝是最佳季節

註冊中醫張群湘博士（香港大學專業進修學院中醫臨床中心及中藥房主任暨中醫副教授）

中醫認為春季的「風」偏盛，是「百病易發」的季節。風邪為導致多種疾病的因素，既能鼓蕩多種病邪侵犯人體，又易致舊疾復發。

風邪致病的主要臨狀表現為：發熱惡風、頭痛、汗出、咳嗽、鼻塞流涕、苔薄白、脈浮緩，或肢體顏面麻木不仁、口眼歪斜，或頸項強直、四肢抽搐，或皮膚瘙癢等。

從現今的認識來說，「風」的致病有以下幾項現象：

1. 天氣突然變化的「風」現象

春天的氣溫驟暖驟冷，氣壓變化較大，稍不留神，使抗病能力減弱而致「百病易發」，如關節炎、月經失調、癌症、高血壓、中老年中風、心肌梗塞、皮膚病等。

2. 微生物生長迅速的「風」現象

春風送暖，陰雨綿綿，濕度較大，致病菌或病毒不僅容易生長，也易隨風傳播，故春季傳染病（中醫稱之為「春溫」）常易暴發流行，這些病的主要病因之一是「風」（迅速生長的細菌或病毒等），主要病種如流行性感冒、流行性腦膜炎、肺炎等。

3. 致敏原增加的「風」現象

春天的風還將花粉等致敏性物質吹揚四方，使有敏

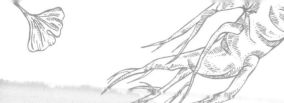
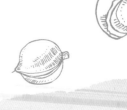

感性體質的人產生敏感現象，這種敏感現象被中醫稱為「風」現象，如鼻敏感、哮喘等。

　　中醫認為，肝主風，春氣通於肝，所以調養肝是春季養生的最佳途徑；此外，肺主氣主表[*註]，為嬌嫩之臟，極易受風所傷，故春季養生要注意調養肺。

　　總結來說，以上的中醫觀點可歸納為：春季調養肝及肺，對於改善抗病能力、平穩免疫及臟腑功能、協調各組織器官的相互影響起着重要的作用。

【食療方】

養肝食譜

1. 茯苓紅棗黃芪煲雞

材料：茯苓、黃芪各 30 克，紅棗 12 粒，雞 1 隻，鹽適量

做法：

1. 茯苓、黃芪、紅棗洗淨；紅棗去核。

2. 雞去掉內臟，洗淨，放進沸水內汆水備用。

3. 將所有材料放進燉盅，加入適量清水，加蓋，用小火燉 2 小時，下鹽調味即成。

功效：固本斂氣，養肝益氣。

應用：適用於免疫力低、易感冒人士。

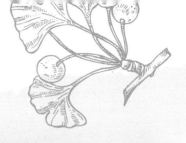

2. 棗杞養肝湯

材料：小紅棗 12 粒，枸杞子 20 克，黑豆 15 克，鹽適量。

做法：

1. 小紅棗、枸杞子、黑豆置砂鍋內，加水適量，以文火煎煮，最後下鹽調味，至黑豆酥軟即可。

2. 吃黑豆、紅棗及枸杞子，一併喝湯。

功效：滋養肝腎、補益心脾。

應用：腰膝酸軟、頭暈眼花、心悸健忘、面色蒼白、記憶力減退兼視力下降者。

附註：

濕熱內盛者慎用。

黑豆的衣稱為黑豆衣，功能補腎涼血。另花生衣則能補血。一物自有一用，所謂人盡其材，我們亦應物盡其用。

＊註：肺主氣，包括一身之氣及呼吸。肺主表，與皮膚毛髮（皮毛）有關。

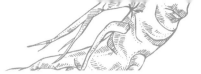

夏季養生解暑養陽

註冊中醫葉丹博士（香港大學專業進修學院中醫臨床中心及中藥房中醫師）

夏天氣候炎熱，導致人體出汗過多、容易上火，而且雨水較多，也是濕熱最重的季節，因此有夏日「無病三分虛」之說。

在中醫養生理論中，夏季「陽盛於外」，要注意保護陽氣，順應「春夏養陽」的特點，雖然近年盛夏酷熱難耐，但過度進食生冷食物或吹冷氣恐怕會令身體吃不消，得不償失。

食療方

1. 扁赤小豆節瓜湯

材料：炒扁豆 1 兩，赤小豆 1 兩，節瓜 1 斤，瘦肉 4 兩，陳皮半個，鹽適量。

做法：將洗淨的炒扁豆、赤小豆及陳皮放入鍋內，加適量清水用大火煲滾，隨後加入節瓜、瘦肉，轉中火繼續煲約 1.5 小時，下鹽調味即可食用。

功效：健脾祛濕、清熱解暑。用於夏日疲倦乏力，胃口不佳，小便不暢。

2. 降火薏苡三豆湯

材料：薏苡仁、赤小豆、綠豆、黑豆各 30 克，紅棗 5 粒，陳皮 1/4 個，冰糖適量。

做法：將已浸泡的豆、陳皮、紅棗放入鍋內，加入 2.5 公升清水，大火煲滾後改中小火煲約 1.5 小時，至豆爛離火，加入冰糖即可。

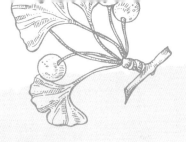

功效：清熱解毒、健脾利濕輕身。

3. 烏梅洋參翠衣飲

材料：烏梅 5 粒、西洋參 10-15 克、西瓜翠衣 15 克（西瓜皮青部分曬乾製成）、石斛 15 克、麥冬 15 克、冰糖適量。

做法：煲水，代茶飲用。

功效：益氣養陰、生津。

日常注意

1. 不要過度貪涼

　　人體長時間吹冷氣，室內溫度過低，會使寒氣凝滯體內，氣血不通，出現感冒、頭痛、鼻塞、疲倦乏力等冷氣病症狀；有些人沒注意，讓冷氣直吹頸椎，更會使頸背部肌肉受寒，渾身關節酸痛。因此建議冷氣以攝氏 24-26 度為宜，避免與室外溫差太大。

2. 切忌過度冷飲

　　炎炎夏日，讓人忍不住來一杯冰凍茶飲。然而，過度飲用冷飲、吃冰涼食物非不能解暑，反會對胃部造成刺激，引起腹脹、腹痛、腹瀉甚至病毒性腸胃炎，特別是脾胃虛弱者及老人、小孩更應注意。

3. 保持室內空氣清新

　　在晴朗的天氣應經常打開門窗通風換氣，以保持室內空氣流通清新。長時間緊閉門窗開冷氣，會導致室內空氣質素變差，不利身體健康，尤其有鼻敏感、呼吸系統較弱的人群，而且在當前新冠疫情下更應經常通風換氣，保持室內空氣新鮮。

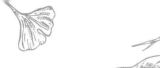

秋季預防保健的湯水及注意事項

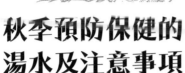

註冊中醫張群湘博士（香港大學專業進修學院中醫臨床中心及中藥房主任暨中醫副教授）

立秋後雖然還會有炎熱的感覺，但隨着秋季的深入，會越來越多「燥傷肺」的個案，如出現乾咳少痰、鼻咽乾燥、皮膚乾燥，也會引起口乾口渴、胃口欠佳、氣短乏力、較易患感冒等。在此特別提醒大家在秋季預防保健的注意事項，特別是小朋友和老人家，由於抵抗力較差，保健預防及適當湯水尤為重要，現具體介紹有關事項及湯水如下，僅供各位參考：

【飲食宜忌】

1. 平時注意多飲溫水及健脾潤肺湯水，以防止氣管乾燥，減少乾咳，提升身體的抗病能力。

2. 多吃蔬菜、水果，以達到清火潤燥的作用。

3. 少吃油膩厚味的食物，避免引致痰咳。

4. 不宜吃過多燒烤及煎炸品，以免加重秋燥傷身及刺激咽喉。

5. 少吃寒涼物或生冷、不潔瓜果等，以免損傷抵抗力及損傷脾胃功能。

6. 參加體育活動，如簡單的呼吸運動、健身操等，以提升抵抗力。

7. 室內冷氣不宜開太大，避免對呼吸系統引致傷害而出現咳嗽。

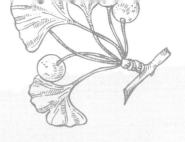

【食療方】

健脾潤肺止咳湯

材料：

南北杏各 10 克，無花果 3 顆，佛手瓜 4 兩（約 120 克），雪耳 3 錢（約 10 克），豬䏙骨 4 兩（約 120 克），鱄魚 1 隻，生薑 1 片，水適量，鹽適量。

做法：

1. 豬䏙骨斬件，汆水；佛手瓜去核，刨皮，洗淨，切件；南北杏及無花果洗淨備用。

2. 鱄魚浸軟，切小塊；雪耳浸軟，去蒂，洗淨。

3. 煲內燒水至沸後，放入全部材料，煲 2 小時後下鹽調味即可食用。

功效： 潤肺止咳，健脾開胃。

應用：

用於秋季常見咽痰難咯或乾咳少痰、胃口欠佳、口乾咽燥、氣短乏力等。

分析：

南北杏及無花果具有潤肺止咳的作用。佛手瓜具有健脾開胃、化痰利咽的作用。雪耳具有滋陰潤肺、益胃生津的作用，現代研究表示，雪耳可促進機體淋巴細胞的轉化，增強人體抗病能力。鱄魚可益氣養血。豬䏙骨有益氣潤燥、調味和胃的作用。生薑有祛風止咳、調味和胃的作用。

專病專治——中醫的辨證論治經驗談

第六章

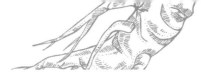

冬季養生謹防冬燥

註冊中醫葉丹博士（香港大學專業進修學院中醫臨床中心及中藥房中醫師）

冬季天氣寒冷，導致水氣凝結，所以冬天時特別容易風乾物燥。此時，很多人會覺得皮膚乾燥，甚至有些人皮膚還會起皮。那麼「冬燥」對我們身體有甚麼不良的影響？

在正常情況下，我們的氣血津液在體內運行是正常的。一旦遇到外界環境乾燥，會使人體內環境發生改變，由於外界乾燥，人體內的體液會通過汗液等揮發不斷向外流失，從而導致津液不足，有些老年人會出現嚴重的便秘；還有很多人因為肺陰不足而出現乾咳。

在乾燥環境裏，外邪特別容易通過口鼻而入。當我們呼吸空氣時，空氣裏的污染物如細菌、病毒等，中醫稱為「外邪」會通過口鼻而入。在正常情況下，口鼻之處是濕潤的，其黏膜能保持活性，並有纖毛運動等，黏液會黏附外邪，阻止外邪侵入。我們的口腔也是一個與外界平衡的微環境，外邪來了，我們就能把它拒之門外。可是，當外界變得乾燥，皮膚黏膜也變得乾燥，沒有液體分泌，外邪就很容易長驅直入。到了冬季時，有的人晚上睡覺時會莫名其妙地變得乾，第二天早晨起來感覺身體周身不適，咽喉乾渴，甚至疼痛不舒，開始咳嗽，這就是外邪長驅直入體內的訊號。因此，到了冬天經常有人會有這種感覺，

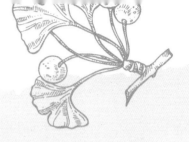

風就如沒屏障般從鼻子長驅直入。通常在這種情況下，患上外感的比例也高於其他季節。

【食療方】

烏梅雪梨冰糖飲

材料：烏梅 5 粒，雪梨 1-2 個，鮮百合 1 兩（38 克），無花果 2-3 顆，雪耳 3 錢（10 克），冰糖適量。

做法：將所有材料加水放於鍋內，以大火燒開，轉小火煲 1 小時以上即可。

應用：這款糖水可當日常飲料飲用，因味道可口孩子尤其喜歡，男女老幼皆宜。

功效：

- 酸甘化陰，滋潤五臟六腑，可清肺、潤燥止咳。
- 保持體內水分充足，對抗外界燥邪引起的各種身心失調。

- 滋潤皮膚，美顏、抗衰老。
- 助消化排毒，保護骨骼健康。
- 安神，放鬆身體。

年終的日子，也是我們一年之中最忙碌的時候，各式各樣的業績衝刺、年度盤點、年終總結考試等等，每樣都要勞心勞神。在寒冷的季節裏，陽氣需要潛藏，不宜有太多消耗；但現實生活的節奏不容許我們的腳步放緩，這時除了繼續努力做好眼前的工作，建議多吃些補氣養血的食物。在此，推薦給大家一道適合冬日提升精氣神的食療方。

氣血雙補烏雞湯

材料：人參（生曬參）10 克，五指毛桃 30 克，當歸 15 克，龍眼肉 30 克，烏骨雞 1 隻。

做法：

1. 人參、當歸、龍眼肉洗淨。

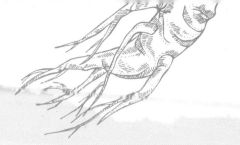

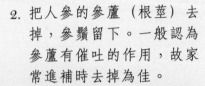

2. 把人參的參蘆（根莖）去掉，參鬚留下。一般認為參蘆有催吐的作用，故家常進補時去掉為佳。

3. 烏雞處理乾淨，去除內臟及雞尾部分，涼水下鍋汆水，一併放入生薑或料酒去除肉腥味。

4. 烏雞取出，將已處理的人參、當歸和龍眼肉填入雞腹內。

5. 烏雞、五指毛桃及水放於砂鍋內，水燒滾後，轉小火慢燉 2-3 小時，調入適量食鹽拌勻，即可享用雞肉及湯水。

附註：這道湯不僅毫無苦味，味道還十分醇香甘美，配合口感細嫩、入口即化的烏骨雞肉，這道烏雞湯堪稱美食版的名方「歸脾湯」，非常適合年末因操心勞累太過、消耗太多，有氣短心悸、失眠健忘、體倦乏力等症狀的人士作為滋補食療。

溫馨提示：此湯男女皆宜，對症即可食用。外感期間不宜進補，痰濕體質和體內有熱的人士也不建議服用；孕婦忌服。

第七章　婦女綜合

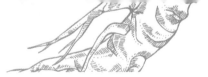

職業女性如何保護陽氣少而發病？

註冊中醫張群湘博士（香港大學專業進修學院中醫臨床中心及中藥房主任暨中醫副教授）

夏日炎炎，我經常在茶餐廳聽到上班的女士這樣點餐：「唔該，凍檸樂啊！」、「唔該，凍咖啡啊！」、「冰鎮涼瓜」、「凍奶茶」……或者將辦公室的冷氣開得很大；但中醫認為這些都容易損傷體內陽氣。

體內的陽氣有多重要？我們看看中醫經典著作《黃帝內經》的論述：「陽氣者，若天與日，失其所則折壽而不彰，故天運當以日光明。」其指出陽氣對於人體的重要性好比大自然不能沒有太陽一樣，人體失去陽氣溫養，不但各方面的功能難以發揮作用，而且難以延壽。同樣，容易患病是因為體內陽氣不足，而體內陽氣充足的人則能夠抵擋各種致病因素入侵，身體素質也比較好，臉色紅潤有光澤，整個人顯得有精神和朝氣。

要增強體內陽氣可從以下幾方面進行：

1. 調整呼吸 —— 主要進行緩慢（不要太快呼吸）、柔和（呼吸盡量無聲）、較深（比平日的淺呼吸稍加深入），且盡量吸入新鮮空氣。

2. 調節飲食 —— 要注意食用有溫度和暖的食物，以及袪濕和胃之品，如陳皮、生薑、茨實、蓮子、茯苓等，主要是濕為陰邪，容易遏制陽氣，袪濕和胃有利陽氣增長。

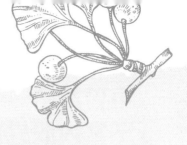

3. 調節陰陽——中醫認為在陰陽對比分類來說，動屬陽，靜屬陰。現代職業女性大部分靜多動少，缺乏足夠的鍛煉導致陽氣缺少，要改善陽氣不足的狀況，要選擇適合自己的運動方式，持之以恆地做適當的運動。

　　總而言之，職業女性必須注意呵護及提升陽氣。養好陽氣，才能養好身體，不僅少患病，容顏還能更加燦爛美好。

【食療推介】

兩參無花果煲瘦肉

材料： 鮮人參 1 支，無花果 2 兩（75 克），黨參 1 兩（38 克），瘦肉半斤，蜜棗 3 粒。

做法： 瘦肉汆水，無花果切片，黨參切短條。鍋內燒滾水，放入所有材料以大火煮滾，轉慢火煲 2 小時，調味食用。

功效： 益（陽）氣養陰，生津潤燥。

應用： 適用於疲倦乏力、工作效率差、記憶力下降、畏寒肢冷、易患感冒、口乾咽燥、胃口欠佳等人士。

中醫論治子宮內膜異位症

註冊中醫戴菊英（前香港大學專業進修學院中醫臨床中心及中藥房中醫師）

子宮內膜異位症，發病主因是位於子宮內的細胞組織在子宮外的其他地方生長，如長在卵巢俗稱為「巧克力囊腫」；在子宮肌層稱為「子宮肌腺症」；在骨盆腔腹壁則稱為「散在性的子宮內膜異位症」。此症主要症狀為骨盆疼痛，病症成因非常複雜，有些甚至不是十分清楚。其中已知原因之一是胚胎期未分化的細胞出現在骨盆腔各器官內，經青春期發育後，漸漸地演化成子宮內膜的細胞。

子宮內膜異位症是女性常見的疾病，並且是女性婚後不育的主要原因，都市發病率為十分之一，即每十個婦女及女孩中有一名患有此疾病；但多半在發現此病十年後才診斷出來。越來越多國家重視此病，為了關注婦女健康，2014 年 3 月 13 日在美國華盛頓國家廣場舉辦了第一次世界子宮內膜異位日，有許多醫學組織及醫學院贊助此活動，例如美國醫學會、美國婦產科醫學會、美國生殖學學會、哈佛大學等。

【中醫辨證】

在中醫辨證中，子宮內膜異位症屬於痛經、癥瘕、經血失調、不育症範疇，臨床辨證上本虛標實，本為先天不足、腎虛，標為寒凝經脈，不通則痛，瘀血結於下腹，久之則瘀阻沖任、胞宮，瘀積日久可形成癥瘕。

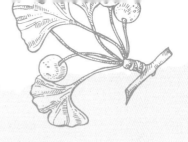

《靈樞水脹論》記載：「石瘕生於胞中，寒氣客於子門，子門閉塞，氣不得通，惡血當瀉不瀉，衃以留止，日以益大，狀如懷子。」、「月事不以時下，皆生於女子，可導而下之。」是中醫對子宮內膜異位症最早的病因、病機、證治的描述，為中醫治療婦科腫瘤病（如子宮內膜異位症）奠定了理論基礎。在治療上，可以內服中藥及配合外用針灸以取得更好的療效。

經典選方《醫林改錯》的「少腹逐瘀湯」及《金匱要略》的「溫經湯」，加上補腎藥如女貞子、菟絲子、紫石英、枸杞子等，隨症加減，以達溫經散寒、化瘀消積之效，前者溫化祛瘀力強，適用於體質偏強、氣滯血瘀者；後者在於溫補化瘀其力緩，適用於體質虛弱、陰血虛者。

針刺取穴氣海、關元、中極、歸來、子宮穴、足三里、三陰交、合谷、太沖，配合溫針灸。

【日常注意】

西醫對子宮內膜異位症的病因歸於胚胎期未分化的細胞停留於盆腔內，經青春期發育後，才漸演化成子宮內膜的細胞。

中醫理解為先天不足、腎虛，在後天環境下（外受寒冷，內食生冷），導致宮寒、瘀血內阻胞宮而發為此病。預防勝於治療，女性應從發育期開始戒冷飲，避風寒；特別是都市女孩在來經期間應注意保暖，少貪冷氣，加強體育運動，增強體質。戒吃冰冷食物如雪糕、沙律等。如有痛經應儘早看中醫師治療。已到成年和生育期的婦女，平時要寒溫適宜，注意

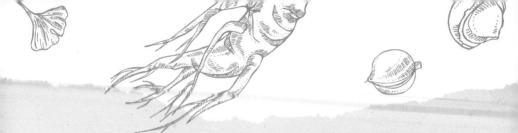

下腹保暖，飲食均衡，自我
保健艾灸關元、氣海、足三
里等穴位。

　　「陰平陽秘，精神乃治」，
及早發現疾病並及時治療。
在身體剛出現陰陽失衡時，
尋求中醫師調理和醫治，將
疾病在腫塊未形成或腫塊極
小時獲得醫治。

帶下病

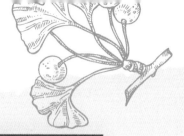

註冊中醫陳竟華（香港大學專業進修學院中醫臨床中心及中藥房中醫師）

帶下本不是病。在正常情況下，女性陰道會有少量分泌物，稱為白帶，透明無味，用來潤滑及保護陰道，防止過度乾燥或細菌入侵。帶下病是指白帶明顯增多，色、質、氣味異常，伴隨全身或局部症狀，如陰部瘙癢，中醫稱為帶下病，是常見婦科疾病之一。

帶下病的名稱以顏色命名，如赤帶、黃白帶、赤白帶，當中以白帶、黃帶、青帶較常見。在臨床上有些女性對此病感覺難以啟齒，但根據中醫理論，此病可反映體質偏頗，是身體發出的警號，因此及早發現及治療十分重要。

結合現代醫學來說，常見陰道炎、子宮頸炎、盆腔炎等急性婦女炎症疾病，透過顯微鏡檢查，可診斷出滴蟲陰道炎和霉菌性（念珠菌）陰道炎。前者的特點是帶下呈灰黃色泡沫，稀薄且有臭味，外陰瘙癢，陰道壁有紅點；至於霉菌性陰道炎，帶下呈乳白色豆腐渣形態，外陰奇癢難忍，於陰道壁附有一層白膜且不易擦去。

【中醫辨證】

在臨床上，根據患者體質症狀及帶下質、量、色分為脾虛兼濕型、腎虛型、肝鬱濕火型。治療方法如下：

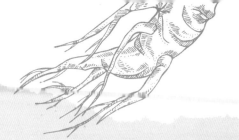

1.脾虛濕困

治則：健脾、祛濕、止癢。

中藥組成：黨參 20 克，茯苓 20 克，甘草 15 克，澤瀉 15 克，薏仁 30 克，白蘚皮 15 克，茜根 15 克，海螵蛸 20 克，椿根皮 12 克，蓮鬚 20 克。

2.肝鬱濕火

治則：清肝瀉火，祛濕止癢。

中藥組成：龍膽草 6 克，當歸 10 克，柴胡 12 克，澤瀉 20 克，黃芩 12 克，地黃 20 克，甘草 10 克，車前子 15 克，木通 12 克，茜根 15 克，白蘚皮 15 克，黃柏 10 克，薏仁 30 克，海螵蛸 30 克。

3.腎虛、帶下陰道乾澀

治則：補腎陰。

中藥組成：丹皮 10 克，澤瀉 20 克，地黃 20 克，山茱萸 15 克，黃柏 12 克，茯苓 30 克，山藥 30 克，石斛 15 克，茜根 15 克，海螵蛸 20 克，甘草 10 克。

【食療方】

山藥參豆祛濕湯

材料：山藥 30 克，黨參 30 克，扁豆 30 克，茨實 30 克，蓮子 30 克，薏仁 30 克，瘦肉適量。

做法：材料洗淨，加入清水約 1 公升，以大火煲滾再轉文火煎 1.5 小時，調味食用。

功效：補氣、健脾、祛濕。

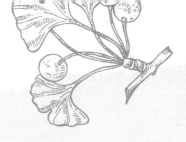

【外洗方】

材料：蛇床子、百部、土槿皮、銀花、川椒、枯礬各20克。

做法：將材料及清水約2公升以大火煲滾，轉文火煎1.5小時，外洗患處。

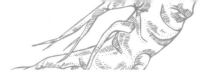

談產後中醫食療

註冊中醫戴菊英（前香港大學專業進修學院中醫臨床中心及中藥房中醫師）

婦女產後，一般健康者經過適當的休息和調養可逐漸恢復體質；但現代女性多數晚婚晚育，而且長期在冷氣環境下伏案工作，缺乏體育運動，身體較虛弱。特別因為生產時失血耗氣，導致營衛不固、元氣受損，致氣血不足，也容易受外邪或飲食房勞所傷，產生各種產後病症，如產後發熱、產後腹痛、產後缺乳、產後身痛等病症。以下介紹幾種產後惡露乾淨後的湯水，作為產婦調養之食療。

【食療方】

1. 扶中湯

材料：炒白朮 30 克，山藥 30 克，龍眼肉 30 克。

做法：將材料放入瓦鍋內，加入清水適量，煲 1 小時，去渣，以之代茶飲用。

功效：益氣養血、健脾補中。適用於產後脾胃虛弱、腹痛腹瀉者。

2. 人參歸芪豬腎湯

材料：人參 5 克，當歸 5 克，黃芪 3 克，淡豆豉 10 粒，生薑 3 片，豬腎 2 個。

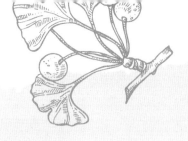

做法：豬腎放入瓦鍋內，加水適量煮熟，取汁 500 毫升。加入其他材料，先用武火煮沸，轉用文火煎約 40 分鐘，取汁 250 毫升溫服。

功效：補腎健脾、散寒通陽。主治產後婦女腰脊酸軟、四肢關節疼痛等。

3. 通脈湯

材料：黃芪 16 克，當歸 8 克，白芷 8 克，瘦豬腳一對。

做法：豬腳洗淨，放入瓦鍋內，加適量水煮至肉軟腍，去掉浮油，放入其他藥材同煎，待大火煮沸後轉文火煎 40 分鐘，去渣取汁一大碗，溫服。

功效：益氣、生血、通乳，用於治療產後體虛乳少或無乳者。

【日常注意】

產後病因產後陰血驟虛，元氣虧損，百脈空虛，以虛為主，兼有瘀和痰及氣滯。產後病的預防，應注意產後調護，留意以下幾方面：

1. 慎寒溫——產後要注意保暖，避風寒。衣裝要厚薄適宜，可用艾草和薑皮煲水沖浴。

2. 調飲食——飲食宜均衡、清淡，且富營養易消化之品為主，戒吃寒涼生冷及過於辛熱、煎炸肥膩的食品。

3. 適勞碌——產婦應保持睡眠充足，不宜過早及過度操勞；但也需要適當運動，使氣血流暢，促進身體復元。

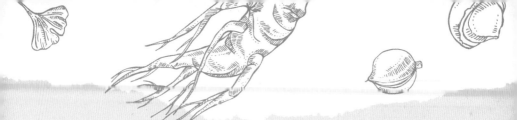

4. 勤清潔 —— 產婦應特別
   注意外陰清潔，經常擦浴
   及勤換洗內衣。

5. 調情志 —— 產婦應時刻
   保持心情舒暢，忌七情過
   度、耗氣動血而發生產後
   病症。

第八章 腫瘤調治

大腸癌的中醫藥辨證治療及調養

註冊中醫張群湘博士（香港大學專業進修學院中醫臨床中心及中藥房主任暨中醫副教授）

大腸癌包括結腸癌、直腸癌和肛管癌，為常見惡性腫瘤的第一、二位，是發病率快速上升的癌腫之一。中國結直腸癌發病率每年遞增，甚至超過世界平均增速。在香港，根據衛生防護中心最新數據，本港每年有超過 5,000 宗大腸癌新症，超過 2,000 人因而死亡，並有逐年上升的趨勢。以性別來計算，患上大腸癌的人士男多於女，男女的比例為 1.4 比 1，年齡以 40-50 歲之間發病最高。大腸癌在美國和香港均佔癌症死因的第二位，僅次於肺癌。

結腸癌多見於乙狀結腸，其次為盲腸、升結腸、降結腸、肝曲及脾曲。

結腸癌患者的增幅比直腸癌大，本病屬於中醫的腸溜、腸覃、伏梁、腸澼、痢疾、便血、腸風、臟毒、腸積、臟廱痔、鎖肛痔、積聚、癥瘕等範疇。

各腸道部位名稱

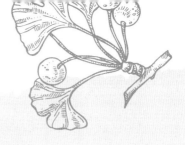

病因及病機

現代醫學認識

雖未充分明瞭其病因，但主要與以下幾方面有關：

1. 結腸瘜肉（癌前病變之一），如患有家族性腺瘤性瘜肉症。

2. 曾患有慢性潰瘍性結腸炎和發炎性腸道疾病，包括克隆氏病等患者。

3. 結腸血吸蟲病性肉芽腫。

4. 高動物性脂肪、蛋白質過多（如大量進食紅肉）、植物粗纖維少。

5. 食物內亞硝胺含量多，如食用醃製肉類等。

6. 遺傳因素。

7. 長期嗜煙或嗜酒。

8. 精神刺激。

9. 缺乏運動。

中醫觀點

1. 飲食習慣

飲酒過度，喜歡進食肥甘厚膩之物，這些食物容易損傷脾胃、消化吸收的功能，導致濕熱內生，且濕熱乘虛下注，蘊結於腸，濕蘊毒聚，日久成腫塊。

2. 情志因素

平日容易情志不暢，思慮過度，且鬱怒心煩，也易導致胃腸功能失調，以及肝的氣機不暢，氣滯血瘀，久則成塊。

3. 素體因素

雖然大腸癌病因多由於「飲食不節」、「濕熱流注」、「風邪傷正」、「七情失調」，但能否發病則取決於正氣盛衰，《素問》謂：「正氣存內，邪不可干」、「邪之所湊，其氣必虛」。中醫認為大腸癌多由濕毒內蘊，下注於腸，風邪傷正，氣血瘀滯日久成積所致。

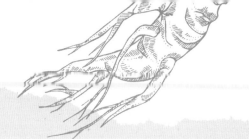

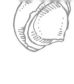

臨床表現

1. 便血：早期可無症狀，或僅有排便習慣改變。當腫瘤生長到一定程度時，即可能出現便血。

2. 黏液便和膿血便。

3. 排便習慣改變：腹瀉、便秘，或腹瀉與便秘交替出現。

4. 不明原因的持續腹痛和腹脹。

5. 不明原因的食慾不振或體重下降、貧血與消瘦，不明原因的疲累。

6. 腹部包塊。

結腸癌的常見併發症有腸梗阻、腸穿孔及出血等。

大腸癌徵兆可預先察覺

排便習慣突然改變或大便形態不規則、大便次數增加或便秘、或有黏液血便時，應該高度注意，應到醫院接受腸道檢查。

早期大腸癌並無明顯症狀，而大便潛血檢查則有助醫生發現病灶，故中老年人士最好每年一次定期進行大便潛血檢查。

腫瘤情況	病徵
位於右側結腸	貧血、腹部有硬塊、右下腹疼痛、大便帶有黑或瘀紅色。
位於左側結腸	大便習慣改變、次數頻密、大便體積變細、腸道阻塞。
位於直腸	大便帶有鮮血或黏液、排便不清。
擴散至腹腔	產生腹水以致造成脹腹。
擴散至肝臟	右上腹疼痛並可能摸到硬塊。

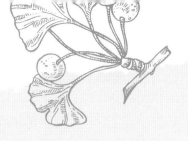

【辨證分型治療】

中醫治療有以下總則：

結腸癌初期多呈濕熱蘊結、風邪傷正，繼則氣滯血瘀的病理表現，應以清熱祛濕、治風解毒、理氣活血等方法達到疏導氣機、祛除濕熱風毒之邪、消瘀散結、抑抗癌瘤之目的。

病至後期，可出現脾胃正虛、或氣虛血虧等表現，應以調補脾胃腎、疏肝宣肺、補氣養血為主，以達到固本培元、扶正抗癌、防止復發及惡化之目的。

1. 濕熱蘊結型

主證：時有腹部陣痛，大便有黏液或紅色血，裏急後重、胸悶口渴、作嘔及胃口欠佳。舌紅，苔黃膩，脈滑數。

治法：清熱利濕，治風抗癌。

方藥：「黃連解毒湯」加味。黃連 9 克，黃芩 12 克，黃柏 10 克，炒梔子 10 克，炒枳殼 10 克，防風 12 克，雞屎藤 15 克，炒白芍 20 克，甘草 10 克，葛根 24 克。

2. 氣滯血瘀型

主證：腹脹刺痛，腹塊堅硬不移，下利紫黑膿血，裏急後重，舌質紫黯或有瘀斑，苔黃，脈澀。

治法：行氣活血，消瘤抗癌。

方藥：「桃紅四物湯」加減。桃仁 10 克，紅花 9 克，赤芍 10 克，牡丹皮 10 克，川芎 6 克，白芍 15 克，雞血藤 15 克，鬱金 12 克，延胡索 20 克，薑黃 12 克，救必應 12 克，雞屎藤 20 克。

3. 脾腎陽虛型

主證：面色萎黃、腰膝酸軟、畏寒肢冷、腹痛綿綿、喜按

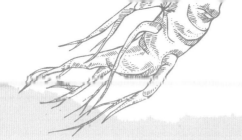

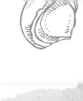

喜溫、五更泄瀉、舌淡胖，苔薄白，脈沉細無力。

治法：溫補脾腎，解毒抗癌。

方藥：「參苓白朮散」合「四神丸」加減。
黨參 12 克，茯苓 10 克，白朮 10 克，桔梗 9 克，山藥 12 克，甘草 6 克，炒扁豆 10 克，蓮子肉 12 克，砂仁 6 克（後下），薏苡仁 12 克，補骨脂 10 克，肉豆蔻 10 克，吳茱萸 4 克，五味子 6 克，生薑 2 片，大棗 3 粒。

4. 肝腎陰虛型

主證：腰酸膝軟、頭暈耳鳴、口苦咽乾、煩熱盜汗、腰酸背痛、失眠多夢、陽痿遺精、婦女月經不調、大便不爽、時有膿血、腹部疼痛。舌紅或紅絳，苔少或無，脈細弦。

治法：滋養肝腎，解毒抗癌。

方藥：「知柏地黃湯」加減。
知母 10 克，黃柏 10 克，生地 12 克，淮山 15 克，山茱萸 10 克，牡丹皮 10 克，茯苓 15 克，澤瀉 10 克，炒白芍 15 克，雞屎藤 15 克。

5. 氣血兩虧型

主證：形體瘦削、大肉盡脫、面色蒼白、氣短乏力、臥床不起、時有便溏、脫肛下墜或腹脹便秘。舌質淡，苔薄白，脈細弱無力。

治法：補氣益血，扶正固本。

方藥：「八珍湯」加減。
黨參 12 克，白朮 9 克，茯苓 10 克，甘草 6 克，雞血藤 20 克，白芍 15 克，川芎 6 克，熟地 10 克，淮山 20 克，南棗 4 粒，連翹 15 克，半枝蓮 20 克。

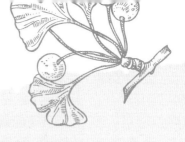

【綜合調養】

1. 心理疏導：主要保持放鬆及情緒平穩的心態。

2. 起居有常：定時睡眠，使人體生物鐘保持一定穩態，以平穩抗病能力。

3. 飲食調養：進食適合的食物除可調養身體，部分食物本身具有抗癌作用。多吃天然含纖維的食物，如穀類、蔬菜、水果、豆類和果仁類食物，加速腸道蠕動，令大便暢順，避免便秘，減少食物殘渣的致癌物質在腸內停留的時間。

4. 體能鍛煉：練習養生氣功或太極拳等，可調節陰陽、運行氣血，提升抗癌能力。

5. 社會及家庭支持：可保持良好的心情。

中西結合療效佳

早期的大腸癌應盡快透過手術徹底切除；但已向周圍擴散或遠處轉移的，手術已難以徹底切除，手術後的復發率很高。

在中醫整體觀念與辨證論治的理論指導下，兼顧全身與局部的病況，治病求本，綜合治療才能使已經失調的臟腑氣血功能得到調整與恢復，增強自身免疫，改善體內細胞生長環境，有效地阻止癌細胞異常增生，達到減少復發之目的。

化療、電療後的病人常有胃腸不適、血象異常等不良反應，此時如同時採用中醫辨證治療，可改善胃腸功能、提高血象，不但使患者順利完成療程，還有明顯的減毒增效作用，並可延長腫瘤病人的生存期。

專病專治——中醫的辨證論治經驗談

第八章

135

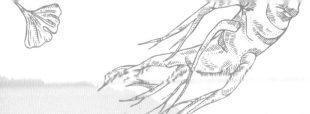

日常調養食療

1. 茯苓苡仁粥

材料：茯苓 15 克，半枝蓮 15 克，薏苡仁 100 克，大米 20 克。

做法：茯苓及半枝蓮用水煎取藥汁，放入薏苡仁及大米同煮為粥。每天一劑，早晚服食。按體質每隔 1 至 2 星期服用。

功效：健脾祛濕，解毒散結。

應用：用於濕毒內蘊之腸癌。

2. 苡仁百合粥

材料：薏苡仁 50 克，北杏 10 克，百合 15 克，大米 20 克。

做法：北杏洗淨，用水浸泡半小時，去掉外皮和皮尖；百合洗淨、分成瓣狀；薏苡仁洗淨。先將北杏、薏苡仁和大米放於鍋內，加適量水以大火煮沸，轉小火煮 30 分鐘，放入百合以小火煮 10 分鐘，成粥後作早餐食用。按體質每隔 1 至 2 星期服用。

功效：健脾祛濕，潤腸通便。

應用：適用於濕阻中焦、大便不暢的腸癌。

預防食物及飲食宜忌

日常預防腸癌的食物包括番薯、椰菜、大蒜、大白菜、番茄、青瓜、鵝血、四季豆、大豆芽。

腸癌病者作息切忌無規律，會造成體內生物鐘紊亂，也不宜進食以下食物：

1. 牛肉、羊肉、肥膩高脂的食物。
2. 燻烤炸品、過期食品。
3. 霉變物（酸菜類）。
4. 腐餿食物（剩菜類）。
5. 煙酒類。
6. 辛辣品。

從「風」論治癌症的臨床應用探研

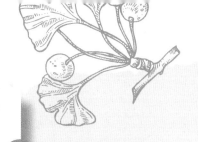

註冊中醫張群湘博士（香港大學專業進修學院中醫臨床中心及中藥房主任暨中醫副教授）

癌症的發生發展及致病特點等許多方面與中醫「風」邪致病有相類似之處，經我多年探討從「風」論治癌症，在控制病情、減輕痛楚、延長壽命、減少癌症復發等方面取得一定效果。現總結臨床應用的初步探研，供大家參考。

風邪與癌症致病特點主要比較

1. 善行而數變

風邪致病，發病速、變化快、易轉移，與癌症病情的發生發展類似，如癌症惡性程度愈嚴重，愈容易轉移（善行），病情變化愈快（數變）。

2. 風性主動

風邪所致的病徵具有「動」的特點，故風證多不安靜，與癌症病情有類似之處，如病情常不穩定，易反覆發作。

3. 久病多風 (1)

「久病多風」的產生，主要因久病導致氣血陰陽虧虛，臟腑功能失調，使人體在外為風邪侵襲、或因正虛致風邪稽留不去，在內為陽亢風動；此與久病體虛，抗病無力，易受外在的「致癌物」的作用，導致癌細胞生長突然失控及轉移的「風」善行數變相似。

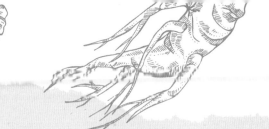

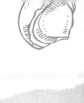

「風」證及控「風」的主要器官

「風」證概念——風，分為「外風」和「內風」兩類。風邪（外風）其用屬陽，能流動鼓盪，無處不到，無邪不兼，易形成頑固性疾病。久病生風（主指內風）多由久痛、久吐、久瀉、或瘡瘍日久，以致津液耗傷，經阻絡閉熱生，肝木失養，則肝風內動。風證的特點是：多虛實夾雜，頑固難癒。

按照《內經》「正氣存內，邪不可干」的精神，提出只有在人體衛氣（正氣）不足，防禦能力減弱，或病邪的致病力超過了人體的防禦能力的情況下，才有可能導致風證的發生，且認為風證產生的機理有多方面：風邪外襲，肺衛不固；熱極生風；肝陽化風；陰虛風動；血熱生風；血虛生風；血燥生風；液燥生風；痰濁生風；血瘀生風；破傷風入；食積生風等。

調控「外風」的主要器官——外風指自然界中具有風之輕揚開泄、善動不居特性的外邪，即風邪，其為外感疾病的先導，如《素問·風論》曰：「風者，百病之長也，至其變化，乃為他病也」，凡寒、濕、燥、熱諸邪多依附於風而侵犯人體，故葉天士《臨證指南醫案》曰：「病之因乎風而起者自多也」，說明風邪致病是極為廣泛的。中醫認為，肺主氣，司呼吸，主皮毛，主表，外風多數通過肺傷害身體，肺氣充足則禦外功能增強，風邪則不易入侵人體。所以，「外風」證多責於肺。

調控「內風」的主要器官——內風是一種病理過程中出現的風證，多是臟腑功能失調累及肝臟而產生，因其似風象的急驟、動搖和多

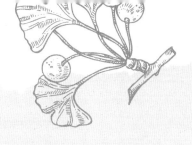

變，且不同於外感之風，故名。肝為風木之臟，藏血主筋，喜動主升，其性剛勁，其志為怒，內寄相火，外竅於目，體陰用陽，喜條達而惡抑鬱。當人體蘊含着任何一種病理因素傷及肝臟，導致筋目失養、氣機逆亂之時，則易產生內風；所以，「內風」多責於肝，又有「肝風」之稱。

所以，身體對「風」調控的主要器官是肺及肝。在治療癌症的過程中，同樣調養好肺及肝臟，對控制病情、減輕痛楚、延長壽命、減少癌症復發等方面具有良性療效作用。

從「風」論治癌症的主要方法

1. 治癌的常用治風中藥

升麻、柴胡、防風、葛根、川芎、生薑、桑寄生、桑枝、薑黃、白花蛇舌草、黃芪、白朮、杏仁、蜈蚣、蠍子、牡蠣、天麻、鉤藤、首烏藤、威靈仙、七葉一枝花、白蘚皮、鬼針草、腫節風、野菊花、三叉苦、羌活、獨活、白芷、銀花、連翹、僵蠶、刺蒺藜、雞血藤、刺五加、細辛、桂枝等。

筆者在治癌應用治風藥的主要心得是：治療癌症適當加入治風藥，對於平穩病情、減輕痛楚、延長壽命、減少癌症復發等方面具有良好的協同作用。

在治療癌症過程中需要注意以下幾方面：癌症的產生易導致人體產生較複雜的病理變化，且易消耗人體正氣；所以在整個治癌過程中需要貫穿扶正祛邪，扶正包括根據患者的不同體質分別進行益氣、助陽、養陰、補血等。祛邪包括根據患者的不同病理狀況進行解毒、祛

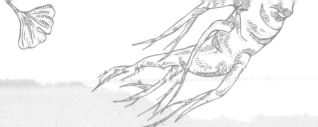

瘀、行氣、祛濕、利水、化痰、消食、清熱、治風、散寒等。所以治風屬於祛邪的一個方面，經常加入治風藥對於控制癌症惡化有良好的協同作用。

2. 情緒治風法

肝主內「風」，主疏泄，以調節情志活動，控制人過激的情緒產生；肺主氣，司呼吸，通調水道，主治節，宣散衛氣，朝百脈，主外「風」，肺氣的功能也參與調節人的情緒過程。當人的情志過快變化極易傷及肝臟（或肝系），易導致內「風」的產生。悲憂不歡過度極易傷及肺臟（或肺系），易導致外「風」產生。

中醫認為人的情緒主要有七方面：喜、怒、憂、思、悲、恐、驚。這七情過度可分別喜（驚）傷心、怒傷肝、悲（憂）傷肺、思傷

脾、恐傷腎。如七情適當，且常控制在相對平穩狀態，對於養肝平肝、保肺養生、控「風」防病，平穩癌腫將有很大的益處。

3. 運動治風法

傳統運動用於養生的種類分別有：八段錦、易筋經、六字訣、五禽戲、太極拳等。經常持之以恆練習，可達到強身健體、養生防病的作用。

治「風」的呼吸運動法

人體的呼吸運動主要指機體與外界環境進行氣體（主要為氧和二氧化碳）交換的整個過程。有內呼吸與外呼吸之分。內呼吸指組織細胞與體液之間的氣體交換過程；外呼吸指血液與外界空氣之間的氣體交換過程。外呼吸由胸廓的節律性擴大和縮小，以及由此引起的肺

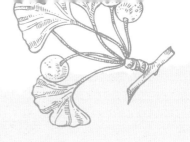

被動的擴張（吸氣）、回縮（呼氣）和歇息而實現。健康的成年人在靜止時每分鐘約 16 至 18 次呼吸，而小童每分鐘約 20 至 30 次，每次吸入和呼出氣體約各為 500 毫升。以肋骨運動為主者稱為「胸式呼吸」；以膈和腹壁肌運動為主者稱為「腹式呼吸」。呼吸運動是改善呼吸功能、促進血液循環、減輕心臟負擔的運動。

這裏所説的呼吸運動，主要指通過專門練習，使外呼吸運動加深、減慢、變緩，以提升肺呼吸功能，改善外呼吸氣體交換及身體的抗病能力。同時，通過柔和的自我按摩，例如先進行頭部自我按摩，然後身體前後、上肢及下肢（要注意避開按摩癌腫部位），以改善內呼吸的氣體交換，促進血液循環和排濕排毒功能。以上的呼吸運動過程，除了改善心肺功能，平穩情緒，疏暢肝氣外，還可通過益氣的作用（在臨床觀測所知大部分身體虛弱的患者通過呼吸練習可提升血中含氧量），提升自我修復能力，加強治「風」防病，平穩癌症突變的作用。

總結

筆者於 2001 年 4 月至 2016 年 2 月診治癌症共 47 人，最高年齡 89 歲，最小年齡 32 歲，平均年齡約 60.9 歲。男士為 9 人，佔 19.1%；女士為 38 人，佔 80.9%。主要醫治癌症種類為肺癌、肝癌、乳腺癌、鼻咽癌、大腸癌、胃癌、前列腺癌、卵巢癌、子宮內膜癌、子宮頸癌、腦膠質細胞瘤等。

病人年齡在 70-79 歲範圍內的病情較穩定，根據臨床調查表顯示，此年齡段的病人較遵醫囑（包括服藥及

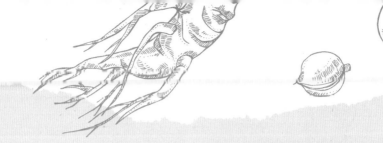

忌口要求、呼吸練習要求等），情緒較平穩，正氣虧損不太甚。舉個例子，一位小細胞肺癌 4 期患者，西醫診斷有 3 個月壽命，且放棄了對病人的治療，來本診所經中醫藥調治及教導患者練習呼吸後，生命延長了 8 年；另一位是原發性肝癌，患者曾化療一次，因承受不了化療的副作用，所以選擇來本診所進行中醫藥調治及練習呼吸，生存了 11 年。

病人年齡在 80-89 歲範圍內的病情較反覆，根據臨床調查表顯示，此年齡段的病人身體虛弱，消化吸收功能弱，較難跟從呼吸運動的要求，情緒較不平穩，以及每日活動量較少，自我康復能力弱，平均生存期也較短。

男女病人的比例與容易患病率沒有關係，主要原因是來診治的女性病人為多。

根據臨床調查表顯示，女性病人年齡在 32-45 歲範圍內的病情較穩定，生存期約 8-12 年，與患者較遵醫囑（包括服藥及忌口要求、呼吸練習要求等），情緒較平穩，正氣未虛有很大的關係。女性病人年齡在 46-55 歲範圍內的病情不太穩定，與患者情緒不平穩有關，因此病情常反覆，但生存期的長短還要視乎服藥及練習呼吸是否堅持，堅持者生存期長，不堅持者生存期短。

參考文獻

【1】《久病多風》理論探討〔J〕湖北中醫雜誌，2007.29(6)：25-26，張群湘等。

第九章 新冠調治

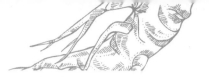
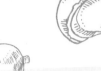

中醫藥應對
新冠肺炎的思考與調治方案

註冊中醫葉丹博士（香港大學專業進修學院中醫臨床中心及中藥房中醫師）

新冠肺炎概況

新型冠狀病毒肺炎是一種急性感染性肺炎，病原體是從未在人類中發現的新型冠狀病毒，基因特徵與「沙士」（SARS）和中東呼吸綜合症（MERS）有明顯區別，因此稱為 2019 新型冠狀病毒（COVID-19）。與其他病毒一樣，新型冠狀病毒的基因組也會發生變異，病毒入侵細胞、複製、傳播的能力也會隨之改變。

目前 Omicron 已取代 Delta 成為主要流行病毒株。Omicron 的傳播力比 Delta 強，但致病力有所減弱。

根據中國《新型冠狀病毒肺炎診療方案（試行第九版）》，感染者臨床症狀主要表現為中低度發熱、咽乾、咽喉疼痛、鼻塞、流涕、全身乏力、咳嗽等上呼吸道感染症狀。多數患者癒後良好，少數患者病情危重，多見於老年人、長期病患者。

輕症患者可表現為低熱、輕微乏力、嗅覺及味覺障礙等，無肺炎表現。在感染新型冠狀病毒後也可無明顯臨床症狀。

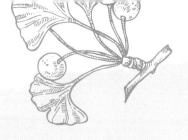

中醫治療方案

病因病機

早期：感染新冠病毒（無肺炎），疫熱邪毒襲表，傷及肺衞。

中期：新冠肺炎，疫熱壅肺，氣機不利，脾虛痰凝。

恢復期：大病初癒，氣陰兩傷，肺胃津傷。

治法

早期：辛涼透表，解毒祛濕，益氣健脾。

中期：清熱泄肺，調理氣機（宣降肺氣），健脾祛濕化痰。

恢復期：益氣養陰，潤肺止咳，調和脾胃。

分期論治：初期、中期、恢復期

初（早）期治療——疫熱邪毒襲表傷及肺衞

症狀：惡寒發熱、疲勞乏力、乾咳，或咽喉疼痛，身疼，舌淡紅，苔薄黃膩或厚膩，脈浮數或濡數。

治法：清熱解毒祛濕，辛涼透表宣肺。

方藥舉例（處方因醫師的用藥處方經驗而有差異）：

柴胡 12 克，黃芩 12 克，金銀花 15 克，連翹 15 克，大青葉 12 克，魚腥草 20 克，葛根 20 克，蒼术 10 克，生黃芪 30 克，白术 15 克，茯苓 20 克，菊花 10 克，蒲公英 20 克，生甘草 6 克。

每日一副，水煎濃縮 500 毫升，分 2 袋，飯後溫服，每次 1 袋，每日 2 次，一般 5-7 劑可癒。

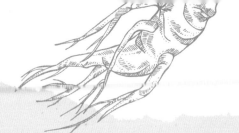

方藥釋義：

金銀花、連翹、大青葉、黃芩、生甘草、蒲公英、魚腥草可清熱解毒，辛涼透表，抑制及清除病毒，抗炎。

金銀花、連翹、柴胡、菊花、葛根辛涼透表解肌，退熱，抑制及清除病毒。

白朮、生黃芪、茯苓、蒼朮益氣健脾袪濕，增強免疫調節能力。

附註：本階段為新型冠狀病毒感染的初期階段，感染 COVID-19 症狀輕微，無明顯肺炎症狀，相當於溫熱病邪「衛分」階段，用藥應側重透邪和宣肺，中醫稱之為宣肺透邪。

中期治療辨證論治

1. 普通型 —— 疫熱壅肺，肺失宣降，脾虛痰凝（濕聚）

症狀：發熱，甚或持續高熱、乏力、咳嗽、氣喘、胸悶、食慾不佳、舌淡紅，苔薄黃膩或厚膩，脈滑數。

治法：清泄肺熱，宣降肺氣，健脾、袪濕化痰。

方藥舉例：

太子參 20 克，瓜蔞皮 15 克，蘇子 10 克，前胡 15 克，黃芩 15 克，魚腥草 20 克，知母 15 克，厚樸 12 克，茯苓 20 克，白朮 15 克，葶藶子 15 克，蒼朮 10 克。

服法：每日一副，水煎濃縮 500 毫升，分 2 次服用，飯後溫服。一般服藥 2 星期左右可癒。

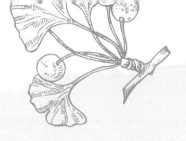

方藥釋義：

魚腥草、黃芩、知母，清肺
解毒，可抑制、清除冠狀病
毒與自由基，抗炎。

前胡、紫蘇子、厚樸、瓜蔞
皮、葶藶子，宣降肺氣，寬
胸化痰，改善肺通氣及換氣
功能。

太子參、蒼朮、白朮、茯苓，
益氣健脾祛濕，增強免疫
調節。

> 附註：此階段為新冠肺炎
> 的中期階段，病在「氣
> 分」；中醫治療過程中應
> 注意扶正祛邪。

方藥加減舉例：

1. 高熱不退：加入生石膏
   30 克（先煎），若神昏譫
   語加用「安宮牛黃丸」以
   清熱。

2. 解毒開竅：熱象不明顯伴
   痰厥昏迷，加用「蘇合香
   丸」以化痰化濁、開竅。

3. 氣促喘甚：加入炙麻黃 10
   克，杏仁 10 克。

4. 咳嗽痰多：加入紫菀 10
   克，炙款冬花 10 克，百
   部 10 克或川貝 10 克；若
   嗆咳（陣發性咳嗽，乾囉
   音）加入地龍 10 克；咽
   癢、舌紅苔黃加入蟬蛻
   10 克，僵蠶 10 克或防風
   10 克。

5. 納差：加入炒雞內金 15
   克，焦山楂、炒建曲、炒
   麥芽各 10 克。

6. 腹瀉：加入焦山楂 15 克，
   葛根 20 克，陳皮 10 克。

7. 頭痛：加入葛根 20 克，
   川芎 15 克；偏頭痛加入
   柴胡 15 克。

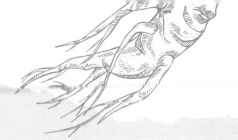

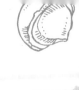

8. 噁心嘔吐、舌淡紅、苔薄黃膩或膩：加入竹茹 15 克，薑半夏 10 克。

9. 呃逆：加入佛手 15 克，甚者加沉香末 3 克 (後下)。

10. 心悸失眠：加入酸棗仁、柏子仁各 20 克；如發夢多可加入炙遠志 15 克。

2. 危重型 (熱厥)——邪熱熾盛、熱深厥亦深、津傷液脫

症狀：高熱神昏或四肢厥冷、氣喘急迫，甚則胸盈仰息、喘喝欲脫、煩躁不安、便秘、胸腹灼熱、舌絳，苔黃或糙，脈微欲絕。

治法：清心開竅，涼血解毒，益氣生津。

方劑：「生脈散」合「清營湯」，加減送服「安宮牛黃丸」或「紫雪丹」。

方藥舉例：

人參 15 克，麥冬 15 克，五味子 15 克，金銀花 12 克，黃連 6 克，玄參 15 克，水牛角 30 克 (先煎)，生地黃 20 克，連翹 15 克，厚樸 12 克，全瓜蔞 15 克，檳榔 15 克。

服法：每日一副，水煎濃縮 500 毫升，分 2 次服用，飯後溫服。一般服藥 2 星期左右可癒。

附註：此階段為新冠肺炎的危重階段，疾病處於虛實夾雜，內閉外脫狀態，治療用藥既要清熱祛邪，也需固氣補津液；若痰熱閉竅，患者昏迷不醒，可考慮使用「安宮牛黃丸」、「紫雪丹」；若患者無昏迷等神志異常，慎用此類藥物，避免引邪深入，劫傷元氣。

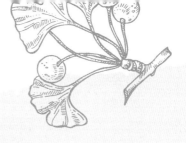

3. 危重症（寒厥）——陰竭於內，陽脱於外

症狀：精神萎靡，甚則神志昏迷、四肢厥冷、冷汗淋漓、胸腹不溫、舌色晦暗或淡紫，苔白膩或滑膩，脈微欲絕。

治法：益氣固脱，複陽救逆。

方劑：「參附湯」、「四逆湯」加減。

恢復期治療

氣陰虧虛、肺胃津傷、肺失宣降

症狀：乏力、納差、口乾舌燥、乾咳，舌淡紅少苔，脈弦細稍數。

治法：益氣養陰、潤肺止咳、調和脾胃。

方藥舉例：

太子參 20 克，枳實 10 克，天冬 15 克，麥冬 15 克，紫蘇子 10 克，前胡 10 克，炙款冬花 10 克，茯苓 15 克，白朮 15 克，瓜蔞皮 15 克，百部 10 克。

服法：每日一副，水煎濃縮 500 毫升，每日分 2 次服用，飯後溫服。

方藥釋義：
太子參、白朮、茯苓、天冬、麥冬補益肺氣，培土生金，養陰生津，增強免疫機能，清除殘餘自由基。

蘇子、枳實、前胡、瓜蔞皮、炙款冬花、百部宣降肺氣，止咳化痰，改善肺的通氣和換氣功能。

方藥加減舉例：
1. 多乾咳：川貝母 10 克。
2. 胸悶：厚樸 12 克。

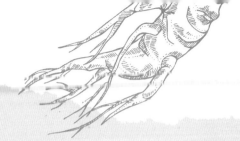

3. 氣短：黃芪 30 克。

4. 心悸失眠：酸棗仁 20 克，柏子仁 15 克。

5. 納差：炒雞內金 15 克，焦三仙 10 克。

6. 便溏：葛根 20 克，陳皮 9 克，焦山楂 15 克。

7. 盜汗：地骨皮 15 克。

> 附註：本階段多為邪退氣陰受損，故中醫所説「存得一份津液，便有一分生機」，因此應多選用養陰、益氣生津的藥物。

預防方案

1. 普通人群預防方

方藥：

金銀花 10 克，連翹 10 克，桑葉 10 克，白术 10 克，黃芪 15 克，防風 10 克，布渣葉 10 克，五指毛桃 15 克，薏苡仁 15 克，葛根 15 克，甘草 6 克。

功用：益氣固表，清熱解毒。

應用：普通人士。

2. 高危人群預防方

方藥：

金銀花 15 克，連翹 10 克，白术 10 克，黃芪 15 克，防風 10 克，桔梗 10 克，葛根 15 克，桑葉 12 克，蜜枇杷葉 9 克，貫眾 6 克，大青葉 10 克，荊芥 6 克，紅景天 10 克，崗梅根 10 克，生甘草 6 克。

功用：補肺益氣，清熱解毒。此方能解表、清肺、利濕、利咽生津及辟穢，有效預防新冠肺炎及流行性感冒，亦對輕微咳嗽、發熱及咽喉不適等症狀有舒緩作用。

應用：一線醫務人員等高危人群、醫學觀察期密切接觸者等。

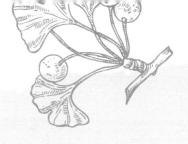

服法：此方以清水6碗，大火煎煮30分鐘即可，足夠2-3人服用。建議每天飲2次，每次飲小半碗，連服3天。

附註：以上方劑兒童通用，1-3歲每日 1/3 劑；4-6歲每日 1/2 劑；6歲以上每日 2/3 劑或與成人相同。

新冠肺炎常用中成藥的組成與適應症

1. 藿香正氣散（水）

處方來源於宋代《太平惠民和劑局方》卷2的藿香正氣散，原本用於外感風寒、內傷濕滯導致的嘔吐泄瀉、惡寒發熱、頭痛、脘腹疼痛，舌苔白膩。該方藥性溫燥，表裏雙解，適用於風寒襲表，濕滯脾胃之證，不可用於濕熱證。

成分：廣藿香、紫蘇葉、白芷、大腹皮、茯苓、白朮、厚樸、半夏、陳皮、桔梗、甘草、生薑、大棗。

功效：解表化濕、理氣和中。

適用：發熱惡寒、頭痛、腹痛、噁心嘔吐、腸鳴腹瀉、舌苔白膩、脈浮滑。

禁忌及慎用人士：

1. 孕婦、小兒及老年體虛者應在醫師指導下服用。

2. 對酒精過敏者禁用；過敏體質者慎用。

2. 連花清瘟膠囊

成分：連翹、金銀花、炙麻黃、杏仁、石膏、板藍根、貫眾、魚腥草、廣藿香、大黃、紅景天、薄荷腦、甘草。

功效：清瘟解毒、宣肺泄熱。

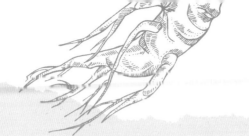

適用：發熱或高燒、惡寒、肌肉酸痛、喉嚨痛、咳嗽、黃痰、鼻塞流涕、舌紅、舌苔黃厚膩。

慎用人士：風寒感冒、寒性體質及體虛人士、孕婦及哺乳期婦女、兒童、脾虛大便稀溏者、噁心嘔吐；心血管疾病人士（含麻黃）；G6PD缺乏症（蠶豆症）人士（含有金銀花、薄荷）。

> 附註：此膠囊藥性偏寒，宜餐後飽肚服用；胃寒者請減少每次服用分量或分多次服用；服用後若感到胃部不適，可喝生薑紅糖水。

3. 金花清感顆粒

成分：金銀花、石膏、知母、炙麻黃、杏仁、黃芩、連翹、浙貝母、牛蒡子、青蒿、薄荷、甘草。

功效：清熱解毒、疏風宣肺。

適用：發熱或高燒、惡寒、喉嚨痛、咳嗽、黃痰、鼻塞流涕、舌紅、舌苔薄黃。

禁忌及慎用人士：寒性體質及體虛人士、孕婦及哺乳期婦女、長者及兒童、脾虛大便稀溏者、噁心嘔吐；心血管疾病人士、青光眼（含麻黃）；G6PD缺乏症（蠶豆症）人士（含有金銀花、黃芩、牛蒡子、薄荷）。

連花清瘟膠囊和金花清感顆粒有以下之異同：

連花清瘟膠囊和金花清感顆粒皆可用於風熱犯肺的症狀，兩者在組方中有 7 味藥相同（金銀花、連翹、薄荷、甘草、蜜麻黃、炒苦杏仁、石膏），分別出自《溫病條辨》中的「辛涼平劑銀翹散」、《傷寒論》的「麻杏甘石湯」。

兩方不同之處是，金花清感顆粒同時用石膏、知

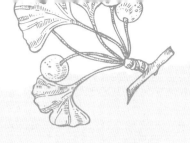

母,取白虎湯之意,用於治療以高熱、汗出、煩渴、脈洪大為主證,是由外感寒邪入裏化熱,或溫病熱邪傳入氣分所致,加黃芩、浙貝母、青蒿以增強清肺化痰之功效。

連花清瘟方加入板藍根、綿馬貫眾、魚腥草,以增強清肺、解毒利咽的作用;廣藿香芳香化濕;大黃通腑泄熱;紅景天清肺止咳。

如有發熱、咽乾、咽痛、大便不通者,可選連花清瘟膠囊。如有發熱、煩渴、咳嗽、咳痰者宜選金花清感顆粒。

結語

西醫傳染性病毒引起的感染性疾病多屬中醫瘟疫和溫病範疇,中醫應從衛氣營血辨證入手,結合六經辨證、八綱辨證、臟腑及三焦辨證來診治。抗新冠病毒是治本大法,臨床早期發現宜早隔離,中醫介入治療至關重要,可以阻斷病毒傳播,減少新冠肺炎重症的發生機率。同時,需要疏導患者的情志,使其有積極、樂觀、平靜的心態來鞏固戰勝疾病的信心,這也是十分重要。

中醫傳統辨證論治的精髓不能丟,更重要的是「繼承創新」。「古方新病不相能」,我們的中醫思維不能僅僅停留在 2 千年前的漢代。綜觀古今 300 餘次瘟疫,造就了「瘟疫論」和溫病學派的產生。還有近代中醫前輩們抗擊日本腦炎、流行性腦脊髓膜炎、SARS 等成功經驗。這些中醫抗疫的寶貴結晶不能不認真地繼承和發揚。所以必須從中醫發展的眼光,結合現代醫學,科學地制定行之有效的方案。只有這樣才能完全應對與攻剋不斷出現的各種新型病毒所致的傳染疫病,讓中醫藥真正發揚光大。

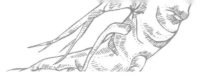

小動作，大幫忙——
談疫情下如何進行運動及自我按摩按穴調治法

註冊中醫張群湘博士（香港大學專業進修學院中醫臨床中心及中藥房主任暨中醫副教授）

　　新冠疫情肆虐期間，不少市民因擔心受冠狀病毒感染或按政府防疫要求進行自我隔離，減少出外活動及減少多人聚會，因此導致身體橫向發展（增胖），或者食多動少致血糖或血脂偏高等。也有不幸感染病毒者，核酸檢查由陽轉陰，但仍留下了一些後遺症，如咳嗽、咽痰難除、疲倦乏力、手腳麻痺、呼吸不暢、氣喘氧低、記憶下降、皮膚濕疹發作等。如市民處用中藥調治的話，多可改善這些症狀或完全康復，也有不想服中藥捱苦的市民可通過運動及自我按摩或按穴調治，讓多方面的症狀得到改善，現特別介紹主要方法如下：

【穴位及運動】

　　適當運動可改善心肺功能、腦及全身的血液循環、強化消化功能及提升免疫力，亦可促進腎臟排毒及肝臟解毒。若身體虛弱及年老體弱者缺少能量，需要分多次緩慢地進行，否則難以堅持。建議嘗試以下較柔和易做、容易保存體能及促進康復的運動。

1. 握拳運動

　　雙手緊握拳頭，然後鬆開，如此每 10 下 1 組，早中晚各分別做 3 組。每次握拳時自然呼吸，全身處於放鬆狀態（圖1）。

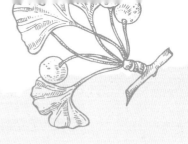

作用：此運動可幫助促進上肢血液循環、加強心肺功能，亦有健腦作用，改善記憶，促進上肢排濕排毒及減少上肢麻痺，幫助病弱的身體康復。

作用：此運動可幫助促進下肢血液循環和排濕排毒，減少下肢麻痺或痹痛，有助體能恢復及消脂降糖效果。

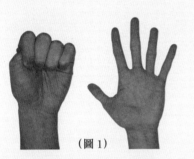

（圖1）

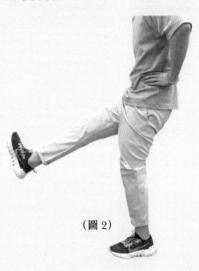

（圖2）

2. 蹬腿運動

　　站立式蹬腿，或坐於床邊、穩固的椅子上，先左腳向前蹬，腳尖盡量向後，啟7字狀態，然後收回放下；右腳向前蹬，腳尖盡量向後，啟7字狀態，然後收回放下。如此反覆，每隻腳蹬6次為1組，早中晚各分別做5組。蹬腳時自然呼吸，全身處於放鬆狀態（圖2）。

3. 擴胸出掌運動

　　站姿或坐姿，雙手向後向外擴胸，吸氣（圖3）；然後雙手啟掌狀向前推出，手掌盡量與前臂垂直狀態，呼氣（圖4）。全套動作需要全身處於放鬆狀態。

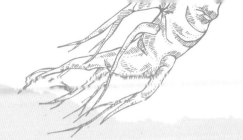

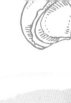

作用：可幫助改善心肺功能、氣喘及疲倦症狀，有助改善腎臟排毒及肝臟解毒。閉目練習可減輕視力下降、眼矓眼澀的現象，還有助胸背肌肉放鬆。

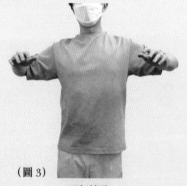

（圖3）
吸氣擴胸

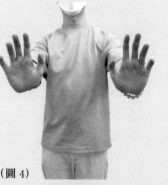

（圖4）
呼氣推掌

自我按摩及按穴調治

適當的按穴調治可幫助促進血液循環、提高人體免疫功能、調節人體臟腑功能、通經活絡、平衡陰陽等。

1. 按摩手、腳、腰部

先用右手上下摩掃左手至溫暖感；然後用左手摩掃右手至溫暖感；再以雙手前後摩掃一雙大腿至溫暖感；最後雙手打圈摩掃雙側腰部至溫暖感；每日早上坐於床邊按摩，至四肢及腰部溫暖感為止。

作用：促進全身血液循環，提升抗病能力，為預防外感病的常用方法，也利於全身功能康復，改善腰痛腰酸、手腳肌肉酸痛及痺痛等。

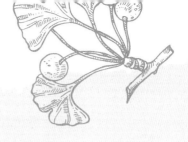

2. 按壓合谷穴

按壓手背第一、二掌骨之間的虎口處。以酸脹及酸痛為宜（圖5）。

主要功效：解表止痛，通經活絡。

應用：頭痛及偏頭痛、牙痛、咽痛、咽癢、咳嗽等。

3. 按壓手三里穴

當陽溪穴與曲池穴連線上，肘橫紋下2吋為手三里穴位。按壓以取酸脹及酸痛感為宜（圖6）。

主要功效：通絡止痛，祛濕止癢。

應用：手痹痛、上肢皮膚瘙癢等。

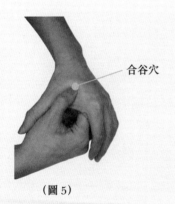

合谷穴

（圖5）

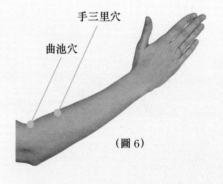

手三里穴

曲池穴

（圖6）

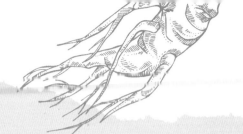

4.按壓曲池穴

按壓肘橫紋外側端與肱骨外上髁連線中點之曲池穴。按壓以感酸脹及酸痛為宜（圖7）。

主要功效： 清熱解表，疏通經絡。

應用： 發燒、咽喉腫痛、腹痛、手臂痛等。

5.按壓內關穴

按壓掌後第一橫紋直上2吋兩大筋之間。以酸脹為宜（圖8）。

主要功效： 養心和胃，通經活絡。

應用： 心悸、心痛、胸翳、惡心嘔吐、胃痛。

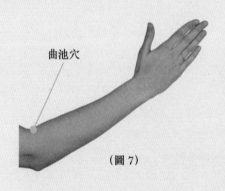

曲池穴

（圖7）

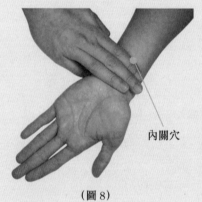

內關穴

（圖8）

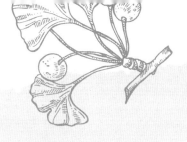

6. 按壓魚際穴

按壓第一掌骨中點橈側，赤白肉際處。以酸脹感為宜（圖 9）。

主要功效： 疏風解表，止咳平喘，清熱袪濕，益氣活血。

應用： 咳嗽、咽喉腫痛、氣喘、疲倦乏力、心悸氣短、心痛胸翳。

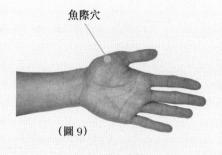

魚際穴

（圖 9）

7. 按壓陰陵泉穴

在小腿內側，當脛骨內側髁後下方凹陷處（圖 10）。

主要功效： 健脾袪濕，止痛止癢。

應用： 水腫、腹脹腹痛、膝痛陰痛、下肢皮膚瘙癢等。

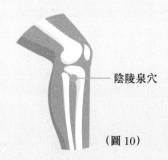

陰陵泉穴

（圖 10）

以上運動及按摩按穴方法看起來屬於「小動作」，但如能持之以恒（不要三天打魚，兩天曬網地進行），一定有「大幫忙」的良好效果。

專病・專治

【中醫的辨證論治經驗談】

編著者
香港大學專業進修學院
中醫臨床中心及中藥房

責任編輯
簡詠怡

封面設計
羅美齡

裝幀設計
吳廣德

排版
辛紅梅

出版者
萬里機構出版有限公司
香港北角英皇道 499 號北角工業大廈 20 樓
電話：2564 7511　　傳真：2565 5539
電郵：info@wanlibk.com
網址：http://www.wanlibk.com
　　　http://www.facebook.com/wanlibk

發行者
香港聯合書刊物流有限公司
香港荃灣德士古道 220-248 號荃灣工業中心 16 樓
電話：2150 2100　　傳真：2407 3062
電郵：info@suplogistics.com.hk
網址：http://www.suplogistics.com.hk

承印者
中華商務彩色印刷有限公司
香港新界大埔汀麗路 36 號

出版日期
二〇二二年十月第一次印刷

規格
特 16 開（213 mm × 150 mm）